Vademecum
für die
Heilpraktikerprüfung
2.15

Viel Erfolg beim
Examen wünscht
dir von ganzem Herzen,
liebe Anke,
deine
Gymnastikgruppe-Aqua

ISBN 3-929915-41-3

Karl Heinz Herzog
Neudörfer Str. 6 - 8
90402 Nürnberg
Fax: 0911/ 77 67 94
E-mail: ardea@mon.de

Unsere Heinzelmännchen ...

schlechte Prognose, ein Nachteil oder halt einfach „schlechte Karten“

gute Prognose, Vorteil, günstig für Sie

Hinweise, Tips oder auch Wichtiges für die Prüfung was nirgendwo steht aber schon nützlich war.

Wiederum Hinweise (*Sie sehen, Sie werden verwöhnt*), auch Hinweise, Querverweise auf andere Themen oder Fragen, bzw. auch ... daraus folgt, ... das führt zu

Untersuchung, Diagnose

Therapie

Wichtig, aufgepaßt ....Obacht!!

Komplikationen, auch **ACHTUNG!** oder Vorzeichen für ernstere Zwischenfälle.

Impfung, Impfhinweise

Aufzählungen, wichtige Punkte (*die z. T. auch schon wörtlich so gefordert wurden*!)

ebenfalls Aufzählungen, aber (*meist*) thematisch untergeordnet (*im Sinne der Frage*)

Beschwerden des Patienten, die er bei der Anamnese äußert.

Labor; Befunde, apparative Diagnostik.

klinische Erscheinungen.

bei diesem Symbol sollte Ihnen ein Licht aufgehen. Meist handelt es sich um pathophysiologische Fakten, oder um Zusammenhänge

hier sollten Sie nachsehen bei ...

ganz besonders wichtig für Sie: **BEHANDLUNGSVERBOT !!**

§§ das gehört ebenfalls zur **... GESETZESKUNDE !!**

INHALT

Gesetzeskunde

Das **HP-Gesetz**

regelt die **Ausübung der Heilkunde ohne Bestallung**
(*ohne Arzt zu sein*).

Es wurde am
17. 2. 1939
verabschiedet und stammt aus dem **RGBl. I**.

Es besagt,
daß jeder, der die Heilkunde ausüben will,
dazu
einer Erlaubnis bedarf.

Die **Ausübung** der Heilkunde
im Sinne des Gesetzes
bedeutet
jede
erwerbs- oder berufsmäßige Tätigkeit
zur
Feststellung,
Heilung
oder
Linderung
von
Krankheiten,
Leiden oder **Körperschäden** beim Menschen,
auch wenn sie
im Dienst von Dritten ausgeübt wird.
(*darunter fallen auch Praktika*)

Es ist verboten,

die Heilkunde im **Umherziehen** auszuüben,
z. B.
indem man sich ein **Nebenzimmer einer Gaststätte mietet**
oder
im **Anschluß an Vorträge** Patienten **behandelt**.

Heilkunde im Umherziehen
ist eine
Ordnungswidrigkeit
und wird mit
Geldbuße
belegt.

Des weiteren ist es verboten,

Heilkunde **ohne Erlaubnis auszuüben**.

Zuwiderhandeln wird
mit **Geldbuße**
oder **Freiheitsstrafe** belegt.

Alle Tätigkeiten, die nach allgemeinem Dafürhalten eine
besondere Sachkenntnis
erfordern, sind
„scheinpflichtig“;

Allgemeinplätze (*sowie Lernberatung und Paarberatung*) darf man schon vor erfolgreichem Ablegen der Prüfung von sich geben.

*Beispiel: jedermann darf verkünden, daß man genügend Vitamine und naturbelassene Nahrungsmittel zu sich nehmen soll; Sie dürfen aber ohne Schein **keinen Ernährungsplan für einen Diabetiker** erstellen.*

Die **1. Durchführungsverordnung (1. DVO)**

ist vom
18. 2. 1939.

Sie besagt, daß **nur derjenige die Erlaubnis, Heilkunde auszuüben erhält**, der

1. **mindestens 25 Jahre** alt ist,
2. mindestens eine **abgeschlossene Volkschulausbildung** hat,
3. dessen **sittliche Zuverlässigkeit** gewährleistet ist,
4. der **keine**
   - **körperlichen** oder
   - **geistigen** Leiden hat oder
   - **süchtig** ist, und
5. **der die Prüfung beim Gesundheitsamt erfolgreich abgelegt hat.**

Inhalt der Prüfung ist,
festzustellen,
daß der Prüfling
keine Gefahr für die Volksgesundheit darstellt;

Die Prüfung stellt in diesem Sinne **keine Fachprüfung** dar.

Inhalt der Prüfung sind also **mehr** die
Grenzen
der heilpraktischen Tätigkeit wie:

Gesetzeskunde,
Infektionsschutzgesetz
sowie sog.
Volkskrankheiten
als da wären

- **Diabetes,**
- **Arteriosklerose,**
- **Herz/Kreislauferkrankungen,**
- **Suicid etc.**

Das **Gesundheitsamt** führt **Listen**
über
Personen, die mit der Pflege etc. von Kranken befaßt sind
Heilpraktiker, Krankenpflegepersonal
und achtet auf die
Einhaltung der Vorschriften.

Berufsrecht:

Der HP darf **nur akademische Grade** führen,
wenn sie
an einer **deutschen** Hochschule erworben wurden.

Er nennt sich nicht

Professor,
Spezialist,
Psychotherapeut,
Homöopath, etc.

Bei **Praxiseröffnung** informiert der HP:

- das **Gesundheitsamt**,
- das **Finanzamt** und
- seine **Berufsgenossenschaft (Berufsgenossenschaft für Gesundheitsdienst und Wohlfahrtspflege, Hamburg)**.

Patientenunterlagen,
Bilanzen und **Steuererklärungen**
sowie **Geschäftsbriefe** und **Belege**
müssen **10 Jahre** aufbewahrt werden.

Der HP hat **Kurierfreiheit**

(außer in Notfällen),

d. h.

er muß nicht jeden Patienten annehmen.

Wenn der **Patient** einen
ärztlich notwendigen Eingriff ablehnt,
darf der HP ihn
nicht weiterbehandeln.

Der HP darf keine Geburtshilfe durchführen
(*außer Hilfestellung in Notfällen*).

Des weiteren stellt der HP im Rahmen seiner Sorgfaltspflicht keine Atteste und Bescheinigungen aus
(*es ist ihm zwar lt. Gesetz nicht verboten - Bescheinigungen haben jedoch keine Wirkung*).

Der HP hat eine
Schweigepflicht.

Der HP darf
keine Medikamente verordnen,
die unter das **Betäubungsmittelgesetz** fallen
Ausnahme: Opium ***ab D 6***
und Papaver somniferum ***ab D 4,***
und er verordnet
keine verschreibungspflichtigen Arzneimittel

➡ *erst* ***ab D4.***

Das Infektionsschutzgesetz

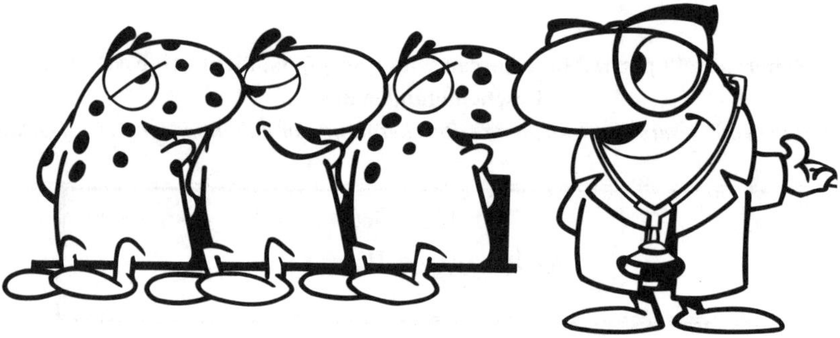

§ 2 IfSG

Krank ☞	ist eine Person, die an einer übertragbaren Krankheit **erkrankt ist**. *(der Erregernachweis ist in diesem Fall bereits erbracht)*
Krankheitsverdächtig ☞	ist eine Person, bei der **Erscheinungen bestehen**, die das **Vorliegen** einer bestimmten übertragbaren Krankheit **vermuten lassen**. *(Beispiel: Koplik'sche Flecken implizieren den Verdacht auf Masern)*
Ansteckungsverdächtig ☞	ist eine Person, von der **anzunehmen ist**, daß sie **Erreger** einer übertragbaren Krankheit **aufgenommen** hat, ohne • **krank,** • **krankheitsverdächtig** oder • **Ausscheider** zu sein. *(Beispiel: im Kindergarten ist Scharlach ausgebrochen - alle (noch?) nicht erkrankten Kinder sind ansteckungsverdächtig.)*

Ausscheider ☞ ist eine Person,
die Krankheitserreger **ausscheidet**,
ohne
krank oder krankheitsverdächtig zu sein.
(*Beispiel: Salmonella paratyphi im Stuhl nachgewiesen*)

Ausscheidungsverdächtig ☞ ist eine Person,
von der **anzunehmen ist**, daß sie
Krankheitserreger **ausscheidet**,
ohne
krank oder krankheitsverdächtig zu sein.
(Man nimmt an, daß diese Person Erreger ausscheidet; ev. sind in der Umgebung entsprechende Krankheitsfälle aufgetreten)

24 IfSG

Nach **§ 24 IfSG**
dürfen **Patienten**, die an einer Erkrankungen

- nach **§ 6 IfSG** oder
- nach **§ 34 IfSG**

erkrankt sind, oder an einer
sexuell übertragbaren Krankheit leiden oder **Erkrankungen**,

- die im **§ 7 IfSG** erwähnt sind,

nicht vom Heilpraktiker behandelt werden.

Im Klartext:
Der HP behandelt im Fall von
Krankheiten nach §6, § 34 und venerischen Infektionen
diesen Patienten
überhaupt nicht!

Im Fall von Erkrankungen nach
§ 7
dürfen beim gleichen Patienten
andere Erkrankungen
behandelt werden

☞ *Beispiel: Sie dürfen eine depressive Verstimmung bei einem Patienten mit einer Adenoviren-Konjunktivitis (§7) behandeln;*
nicht aber den Fußpilz bei einem Masern-Patienten (§6 IfSG).

Hinweis:
auch der **Erregernachweis** gilt im Sinne des IfSG
schon als Behandlung = ist dem HP untersagt!

§6 IfSG

(für den HP gilt der Satz 1 des § 6)

namentlich zu melden ist der Krankheits**V**erdacht, die **E**rkrankung und der **T**od an

VET	1	Botulismus
	2	Cholera
	3	Diphtherie
	4	Humane spongioforme Encephalopathie
	5	Akuter Virushepatitis
	6	enteropathischen hämolytisch-urämischen Syndrom (**HUS**)
	7	virusbedingtem hämorrhagischem Fieber
	8	Masern
	9	Meningokokken-Meningitis oder –Sepsis
	10	Milzbrand
	11	Poliomyelitis (*als Verdacht gilt jede akute schlaffe Lähmung, außer wenn sie traumatisch bedingt ist*)
	12	Pest
	13	SARS
	14	Tollwut
	15	Typhus abdominalis und Paratyphus

sowie die **E**rkrankung und der **T**od an einer

ET		behandlungsbedürftigen **Tuberkulose**;

Ferner sind gemäß §6 IfSG zu melden der **V**erdacht auf und die **E**rkrankung an

V E	●	einer mikrobiell bedingten Lebensmittelvergiftung
	●	oder an einer akuten infektiösen **Gastroenteritis**,
	➠	wenn eine Person betroffen ist, die in einem **lebensmittelverarbeitenden Betrieb** beschäftigt ist oder
	➠	wenn 2 oder mehrere gleichartige Erkrankungen auftreten, bei denen ein epidemischer Zusammenhang wahrscheinlich ist;

... sowie der **V**erdacht

V	●	einer übermäßigen Impfreaktion

... ferner die

- **V**erletzung eines Menschen durch ein tollwutkrankes, -verdächtiges oder ansteckungsverdächtiges Tier, sowie
- die Berührung eines solchen Tiers oder Tierkörpers.

Zusätzlich sind

☞ alle bedrohlichen Krankheiten oder das Auftreten zweier oder mehrerer gleichartiger Erkrankungen, bei denen ein epidemischer Zusammenhang vermutet wird, meldepflichtig.

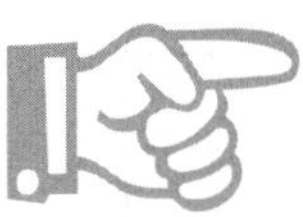

Hinweis: den § 6 IfSG gut auswendig lernen!!

§ 7 IfSG

Namentlich zu melden sind nachgewiesene folgende Krankheitserreger, sofern die Nachweise auf eine akute Infektion hinweisen:

1.	Adenoviren (Konjunktivits)
2.	*Bacillus anthracis*
3.	Borrelia recurrentis
4.	Brucellen
5.	Campylobacter
6.	Chlamydia psittaci
7.	*Clostridium botulinum oder Toxinnachweis*
8.	*Corynebacterium diphtheriae*
9.	Coxiella burnetti
10.	Cryptosporidium parvum
11.	*Ebolavirus*
12.	E. coli (EHEC und alle darmpathogenen Stämme)
13.	Francisella tularensis
14.	FSME-Virus
15.	Gelbf ieber-Virus
16.	Giardia lamblia
17.	Haemophilus influenzae
18.	*Hantaviren*
19.	*Hepatitis-A-Virus*
20.	*Hepatitis-B-Virus*
21.	*Hepatitis-C-Virus*
22.	*Hepatitis-D-Virus*
23.	*Hepatitis-E-Virus*
24.	Influenza-Viren

25.	*Lassavirus*
26.	Legionellen
27.	Leptospira interrogans
28.	Listeria monocytogenes
29.	*Marburgvirus*
30.	*Masernvirus*
31.	Mykobakterium leprae
32.	Mykobakterium tuberkulosis / africanum und M. bovis
33.	*Neisseria meningitidis*
34.	Norwalk-ähnliches Virus
35.	*Polio-Virus*
36.	*Rabiesvirus*
37.	Rickettsia prowazekii
38.	Rotavirus
39.	*Salmonella typhi*
40.	*Salmonella paratyphi*
41.	sonstige Salmonellen
42.	Shigellen
43.	Trichinella spiralis
44.	*Vibrio cholerae*
45.	Yersinia enterocolitica
46.	*Yersinia pestis*
47.	*andere Erreger von hämorrhagischem Fieber.*

Hinweis: diejenigen Erkrankungen, die bereits im ersten Abschnitt des § 6 IfSG (Meldepflicht bei VET) erwähnt sind, sind kursiv gedruckt.

Nichtnamentlich ist bei folgenden Krankheitserregern der Nachweis zu melden

1.	Treponema pallidum
2.	HIV
3.	Echinococcus
4.	angeborenes Rötelnvirus
5.	angeborenes Toxoplasma gondii.

§ 34 IfSG

Personen, die an

1.	*Cholera*
2.	*Diphtherie*
3.	*EHEC*
4.	*virusbedingtem hämorrhagischen Fieber*
5.	Haemophilus influenzae
6.	Impetigo contagiosa
7.	Keuchhusten
8.	ansteckungsfähiger Lungentuberkulose
9.	*Masern*
10.	*Meningokokken-Infektion*
11.	Mumps
12.	*Paratyphus*
13.	*Pest*
14.	*Poliomyelitis*
15.	Scabies
16.	Scharlach oder sonstige Streptokokken-Infektionen
17.	*Shigellose*
18.	*Typhus abdominalis*
19.	*Virushepatitis A oder E*
20.	Windpocken

erkrankt oder dessen verdächtig sind, sowie deren Familienmitglieder, dürfen **Gemeinschaftseinrichtungen** nicht besuchen.
Weiterhin gilt der § 34 (*Verbot der Gemeinschaftseinrichtungen*) für Kinder unter 6 Jahren, die an einer infektiösen Gastroenteritis erkrankt sind.

Hinweis: diejenigen Erkrankungen, die bereits im ersten Abschnitt des § 6 IfSG (Meldepflicht bei VET) erwähnt sind, sind kursiv gedruckt.

Dem HP ist explizit verboten:

1	Ausübung der **Heilkunde im Umherziehen**
2	Ausübung der **Zahnheilkunde**
3	Ausübung der **Geburtshilfe**
4	Indikationsstellung und Vornahme eines **Schwangerschaftsabbruchs**
5	Vornahme einer **künstlichen Befruchtung**
6	Vornahme von **Kastrationen**
7	Behandlung von Patienten, die unter den **§ 6** des **IfSG** und unter den **§ 34 IfSG** fallen oder die an venerisch übertragbare Erkrankungen leiden; weiterhin die Behandlung von Krankheiten, die im **§ 7 IfSG** erwähnt sind
8	**Arzneimittel** herzustellen und an Patienten zu verkaufen
9	Anordnung und Anwendung von **Röntgenstrahlen**
10	Verabreichung und Verschreibung von **Betäubungsmitteln**
11	**Amtliches:** wie **Totenscheine** auszustellen, eine **Leichenschau** durchzuführen, (*den Tod festzustellen*) oder **Blutproben** bei **strafbaren Handlungen** zu entnehmen.

Mikrobiologie

BAKTERIEN teilt man nach der **GESTALT** ein in:

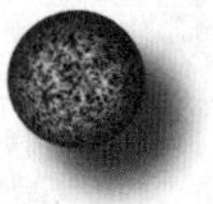	**runde** Bakterien	**Kokken**	*Beispiele: Staphylokokken, Streptokokken, Neisserien*
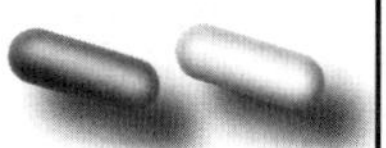	**längliche** Bakterien	**Stäbchen**	*Beispiele: Clostridien, Salmonellen, E. coli*
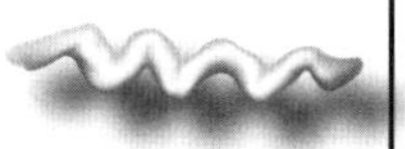	**spiralige** Bakterien	**Spirillen, Spirochäten**	*Borellien, Treponemen*

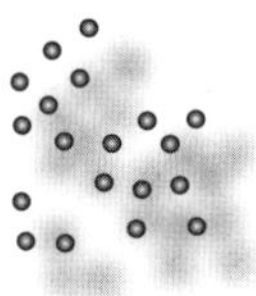

Kokken, die in
Haufen
zusammenliegen heißen
Staphylokokken.

(Beispiel Infektionskrankheit: Impetigo contagiosa - § 34 IfSG)

Kokken, die in
Ketten
zusammenliegen heißen
Streptokokken.

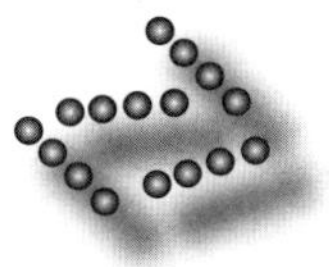

(Beispiel Infektionskrankheit: Scharlach - § 34 IfSG)

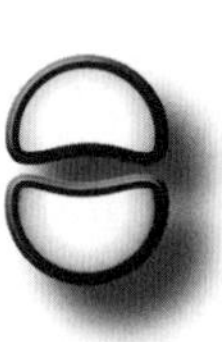

Kokken, die in
Zweiergruppierungen
zusammenliegen heißen
Diplokokken.

☞ ***Beispiel Infektionskrankheit: Neisserien:*** ***Meningokokken - § 6;***
Gonokokken § 24 IfSG

Bezüglich der **Anfärbbarkeit** unterscheidet man nach der **Färbemethode nach Gram**		
+	gram-**positive** Bakterien	**Beispiele: Streptokokken, Staphylokkoken, Corynebakterien;**
-	gram-**negative** Bakterien	**Beispiele: Salmonellen, Vibrionen, Shigellen**

Eine weitere **Färbemethode**
ist die
Ziehl-Neelsen-Färbung.

Der Farbstoff nach Ziehl-Neelsen
ist
durch Säure
nicht von den Bakterien **ablösbar.**

Deshalb werden die so anfärbbaren Bakterien
auch als
"säurefest"
bezeichnet.

☞ ***Beispiel: Mykobakterien: Tuberkulose und Lepra***

Unterschiede von

Bakterien

(*Prokaryonten*)

zu

Einzellern und **Tierzellen**

(*Eukaryonten*)

sind:

1.

Bakterien besitzen

keine Zellorganellen;

2.

Bakterien besitzen

keine Kernmembran;

Die **Erbinformation** ist auf einem
einzigen ringförmigen Chromosom
gespeichert,
das frei im
Zytoplasma
liegt
(= Nukleoid; = Kernäquivalent).

3.

Zusätzliche

Erbinformationen

sind, bei Bakterien, auf

kleineren Ringen gespeichert,

den

Plasmiden.

Die
Plasmide
enthalten z B. **Informationen** über die
Spaltung
von
Antibiotika
und die Vermittlung von **Resistenzen**.

Sie können
von Bakterium zu Bakterium
weitergegeben werden
(auch innerhalb verschiedener Arten).

Unter **ungünstigen** (*Umwelt-*)**Bedingungen**
bilden Bakterien
Sporen.

Sporen
sind sehr
resistent
und haben einen
verminderten Stoffwechsel.

☞ ***Beispiel Infektionskrankheit: Milzbrand***

Stoffwechselprodukte
von **Bakterien**,
die in den **Wirtsorganimus** abgegeben werden, können
krankheitserzeugend
wirken.

Man spricht dabei von

Exotoxinen.

Beispiel Infektionskrankheit: Clostridien

Ein Toxin, das im
Darm
wirkt, ist ein

Enterotoxin

(meist Exotoxin)

Beispiel Infektionskrankheit: Cholera

Bei der
Zerstörung
von
gramnegativen Bakterien
wirken
Teile der äußeren Membran
der Bakterien
ebenfalls als
Toxin.

Man nennt dieses das
Endotoxin.
☞ ***Beispiel Infektionskrankheit: Rückfallfieber***

Wenn
gramnegative Bakterien
in
großer Zahl zerfallen,
z. B. bei
Antibiotikatherapie,
kann die
Überschwemmung des Organismus mit **Endotoxin**
zu einem
Endotoxinschock
führen - der sogenannten
Herxheimer-Reaktion.

Viren

haben

im Gegensatz zu Bakterien

keinen eigenen Stoffwechsel.

Sie

vermehren

sich dadurch, daß sie die

Organellen der Wirtszelle

für ihre Zwecke

einsetzen.

Ein Virus in seiner extrazellulären Escheinungsform

enthält innen

Nukleinsäure

und außen eine

Hülle aus Protein.

Manche Viren

haben zusätzlich noch

eine Hülle aus

Doppellipidschichten

(*Membran*).

Viren können

Infektionskrankheiten

und

Tumore

hervorrufen.

☞ ***Beispiel Infektionskrankheiten:***

das Hepatitis-B-Virus kann ein ❍ ***Leberkarzinom hervorrufen;***

das Epstein-Barr-Virus kann das ● ***Pfeiffer'sche Drüsenfieber und das***

● ***Burkitt-Lymphom induzieren.***

Epidemiologie

ist die
Wissenschaft vom Auftreten
übertragbarer
Erkrankungen
(und ihrer Bekämpfung).

Die
Inkubationszeit

ist die Zeit von der **Aufnahme** der **Erreger**
bis zur Zeit der **Krankheitssymptome**.

Sie ist
krankheitsspezifisch
und deshalb
bei jeder Erkrankung
zu lernen.

Eine
Ansteckung
kann in den meisten Fällen bereits
während
der
Inkubationszeit
erfolgen.

Aktive Impfungen

setzen eine kleine
Entzündung.
Sie werden entweder mit

➡ abgeschwächten Erregern

☞ *Beispiel: Masernimpfung*;

➡ Toxoiden

☞ *Beispiel: Diphtherie, Tetanus*
oder

➡ abgetöteten Erregern

durchgeführt.

Es resultiert eine
Antikörperbildung,
die z. T. ein Leben lang anhält.

Passive Impfungen

vermitteln nur

passiven Schutz

durch die Gabe von

Immunseren,

die

Antikörper

enthalten.

Die **Wirkung** ist

kurz,

setzt sofort ein,

allerdings wird

keine Antikörperbildung,

induziert.

☞ ***Beispiel: passive Impfung bei Hepatitis B oder bei Tetanus***

Mit der Muttermilch werden auf das Kind mütterliche Antikörper übertragen; auch das entspricht einer passiven Impfung.

Bei der Erfassung
übertragbarer Erkrankungen
unterscheidet man zwischen:

Epidemie	zeitlich **und** räumlich **begrenztes** Auftreten einer **übertragbaren** Krankheit ☞ *Beispiel: Pestepidemien im Mittelalter*
Endemie	zeitlich **unbegrenzt** räumlich **begrenzt** ☞ *z.B. Malaria im Sumpfgebiet*
Pandemie	zeitlich **begrenzt** **weltweit** ☞ *z.B. die Schweinegrippe*

Die Schwere eines Seuchenzuges beschreibt man mit:

Inzidenz:	Anzahl der **Neuerkrankungen** *pro Zeiteinheit, pro Bevölkerungszahl*
Prävalenz	Bestand der **Erkrankten** *pro Bevölkerungszahl zu einem bestimmten* ***Zeitpunkt***
Morbidität	Anzahl der **Erkrankten** *pro Bevölkerungszahl*
Mortalität	Anzahl der **Verstorbenen** *pro Bevölkerungszahl*
Letalität	Anzahl der **Verstorbenen** *bezogen auf* ***100 Erkrankte*** *Prozentzahl*

☞ Beispiel:

Das **Gesundheitsamt**
veröffentlicht **Listen**
über die
meldepflichtigen
Erkrankungen.

Meist bezieht sich der
Beobachtungszeitraum
auf
ein Kalenderjahr.

Angenommen in Beobachtungs**zeitraum** 1. 1. 03 bis 1. 1. 04
traten von einer Krankheit 4 Fälle auf
damit ist die Inzidenz = 4.

Am 1. 1. 03 waren bereits 2 *Krankheitsfälle bekannt*
damit ist die Prävalenz = 2.

Am 1. 1. 04 sind damit insgesamt 6 Krankheitsfälle *gemeldet* worden
damit ist die Morbidität = 6.

Von den 6 Erkrankten ist *keiner* an der Infektionskrankheit *verstorben*
damit ist die Mortalität = 0.

Die Letalität berechnet sich aus dem Verhältnis *Verstorbener/Erkrankter*
damit ist die Letalität = 0%.

Jan	Feb	Mrz	Apr	Mai	Jni	Jli	Aug	Sep	Okt	Nov	Dez	
											2	2002
		1	2	1								2003
												2004

2	Inzidenz	**2002**
0	Prävalenz	
2	Morbidität	
0	Mortalität	
0	Letalität	
4	Inzidenz	**2003**
2	Prävalenz	
6	Morbidität	
0	Mortalität	
0	Letalität	
0	Inzidenz	**2004**
6	Prävalenz	
6	Morbidität	
0	Mortalität	
0	Letalität	

Sterilisation

Die Sterilisation bedeutet das
Abtöten
von
Bakterien und Sporen,
und das
Inaktivieren von Viren,
bzw. ihre
vollständige Entfernung.

Allgemeine
Fehlerquellen
bei der Sterilisation:

das
Sterilisationsgut
ist
zu trocken,
oder
zu schmutzig
(*Krusten*)
oder die Einwirkzeit ist
zu kurz.

Die gesamte **Sterilisationszeit** teilt sich auf in:

●	**Die Anheizzeit**	ist die Zeitspanne, die benötigt wird, um den **Sterilisator** auf die **Sterilisationstemperatur** zu bringen.
●	**Die Ausgleichszeit**	ist die Zeit, die benötigt wird, um diese Temperatur **auch im Innern des Sterilisationsguts** zu erhalten.
●	**Die Abtötungszeit**	ist die Zeit, die benötigt wird, um die **Mikroorganismen abzutöten**; sie ist zusammengesetzt aus der **Einwirkzeit** und einem **Sicherheitszuschlag**.

Sterilisationsverfahren mit hoher Reaktionstemperatur:

- **Heißluftsterilisation**:

  180 °C, Dauer 60 Min. **ohne** Luftumwälzung
  oder
  180 °C, Dauer 30 Minuten **mit** Luftumwälzung.
  z. B. für Instrumente

A

- **Dampfsterilisation**:
  (*Autoklav*)
  134 °C, 3 bar (2 atü), 5 Minuten
  oder
  120 °C, 2 bar (1 atü), 30 Minuten
  z. B. für Stoff und Instrumente

B

Sterilisationsverfahren mit niedriger Reaktionstemperatur

(geeignet auch für empfindliche Geräte)

chemische Sterilisationsverfahren:

- **Äthylenoxid**
  (kanzerogen, allergisierend, giftig)
  Formalin
  Halogene,
  Ozon,
  Peroxyde

C

Strahlung:

- **β - und γ -Strahlen**
  (z. B. Verbandmaterial)

D

- **Sterilfiltration**
  (für Injektionsflüssigkeiten z. B.)

E

Die **Überprüfung** eines
Sterilisators
erfolgt mittels
Sporenpäckchen.

— — — — — — — —

Desinfektion:

Desinfektionsverfahren
reduzieren
die
Keimzahl.

feuchte Hitze:	einige Minuten erhitzen auf 80 - 100°C
UV-Strahlen:	Luftsterilisation nicht in Säuglingsstationen
Alkohole:	Äthanol 80% Isopropanol 70% Propanol 60% besonders zur Händedesinfektion
Aldehyde: *Formalin*	für Flächendesinfektionen
Metalle:	Hg, Cu, Ag und Zn
Halogene:	Fluor, Jod, Chlor und Brom
Oxidantien:	Ozon, Wasserstoffsuperoxid, Kaliumpermanganat etc.

chirurgische Händedesinfektion:	waschen, dann Alkohol mind. 5 Minuten einwirken lassen
hygienische Händedesinfektion:	Alkohol 30 Sekunden einwirken lassen, dann ev. waschen
Stuhl, Sputum, Urin:	kochen, Phenole
Flächen- und Scheuerdesinfektion	Tenside und Phenole **2-Eimer Methode!**
Instrumente:	• **erst desinfizieren** • unter fließendem Wasser bürsten • **dann sterilisieren**
Wäsche:	60°C + Vorwäsche oder mit Chlor spülen
Wasser:	• Sterilfiltration • Ozon • bestrahlen • kochen

infektionskrankheiten

ERREGERER	BESCHREIBUNG	INKUBATIONSZEIT	KRANKHEITEN
CLOSTRIDIUM BOTULINUM	GRAM + STÄBCHEN OBLIGAT ANAEROB	KURZ (12 BIS 36 STD.) ⊙	***BOTULISMUS*** INTOXIKATION - KEIN FIEBER! DOPPELBILDER, MUNDTROCKENHEIT, SCHLUCKSTÖRUNGEN GIFT WIRD DURCH KOCHEN INAKTIVIERT § 6: NAMENTLICH MELDEPFLICHTIG BEI VET
VIBRIO CHOLERAE	GRAM - STÄBCHEN	KURZ (STUNDEN BIS 5 TAGE) ⊙	***CHOLERA*** INTOXIKATION, REISWASSERÄHNLICHER STUHL § 6: NAMENTLICH MELDEPFLICHTIG BEI VET
CORYNEBACTERIUM DIPHTHERIAE	GRAM + STÄBCHEN	KURZ (3 BIS 5 TAGE) ⊙	***DIPHTHERIE*** PSEUDOMEMBRANEN, SÜSSLICHER MUNDGERUCH: KOMPLIKATIONEN: M. CROUP (KEHLKOPFDIPHTHERIE), HERZ, NERVEN, NIERE § 6: NAMENTLICH MELDEPFLICHTIG BEI VET
	PRION	LANG (JAHRE) ⊙⊙⊙	***HUMANE SPONGIOFORME ENCEPHALOPATHIE*** HERDSYMPTOME, GEDÄCHTNSIVERLUST, DEMENZ § 6: NAMENTLICH MELDEPFLICHTIG BEI VET
HEPATITISVIRUS A, B, C, D UND E	VIRUS	MITTEL BIS LANG (MONATE) ⊙⊙⊙	**AKUTE VIRUSHEPATITIS** GRIPPEÄHNLICHE SYMPTOME MIT ANSCHLIESSENDEM IKTERUS § 6: NAMENTLICH MELDEPFLICHTIG BEI VET
E. COLI EHEC	GRAM - STÄBCHEN	KURZ (TAGE) ⊙	**ENTEROPATHISCH HÄMOLYTISCH-URÄMISCHES SYNDROM (HUS)** AKUTE NIERENVERSAGEN IM KINDESALTER § 6: NAMENTLICH MELDEPFLICHTIG BEI VET (handschriftlich: Reisedurchfall)
MASERNVIRUS	VIRUS	MITTEL (1 BIS 2 WOCHEN) ⊙⊙	**MASERN** KONJUNKTIVITIS, KOPLIK'SCHE FLECKEN, ABSTEIGENDES KONFLUIERENDES EXANTHEM; KOMPLIKATIONEN: PNEUMONIE, ENCEPHALITIS, SSPE § 6: NAMENTLICH MELDEPFLICHTIG BEI VET
NEISSERIA MENINGITIDIS	GRAM - DIPLOKOKKEN	KURZ (2 BIS 4 TAGE) ⊙	**MENINGOKOKKEN-MENINGITIS ODER -SEPSIS** SEPSIS = WATERHOUSE-FRIDERICHSEN-SYNDROM § 6: NAMENTLICH MELDEPFLICHTIG BEI VET
BACILLUS ANTHRACIS	GRAM + STÄBCHEN	KURZ (2 BIS 3 TAGE) ⊙	**MILZBRAND** ZOONOSE MEIST HAUTMILZBRAND, LUNGEN- UND DARMMILZBRAND MÖGLICH § 6: NAMENTLICH MELDEPFLICHTIG BEI VET

ERREGERER	BESCHREIBUNG	INKUBATIONSZEIT	KRANKHEITEN
POLIOVIRUS I, II UND III	VIRUS	MITTEL (5 BIS 14 TAGE) ⊙⊙	**POLIOMYELITIS** GASTROENTERITIS MENINGITIS SCHLAFFE, ASSYMETRISCHE PARESEN § 6: NAMENTLICH MELDEPFLICHTIG BEI VET
YERSINIA PESTIS	GRAM - STÄBCHEN	KURZ (2 BIS 7 TAGE) RATTENFLÖHE, ZECKEN ⊙	**PEST** BEULENPEST, LUNGENPEST, PESTSEPSIS § 6: NAMENTLICH MELDEPFLICHTIG BEI VET
RABIESVIRUS	RHABDOVIRUS	LANG (3 BIS 10 WOCHEN) ⊙⊙⊙	**TOLLWUT** HYDROPHOBIE; BEI VERDACHT AUF TOLLWUT MUSS SOFORT GEIMPFT WERDEN, KRANKHEIT IST TÖDLICH ZOONOSE § 6: NAMENTLICH MELDEPFLICHTIG BEI VET
SARS-VIRUS	CORONA-VIRUS	KURZ (2 BIS 11 TAGE) ⊙	**SARS** PNEUMONIE MIT HYPOXÄMIE § 6: NAMENTLICH MELDEPFLICHTIG BEI VET
SALMONELLA TYPHI UND SALMONELLA PARATYPHI	GRAM - STÄBCHEN	MITTEL (1 BIS 3 WOCHEN) ⊙⊙	**TYPHUS ABDOMINALIS UND PARATYPHUS** TREPPENFÖRMIGER FIEBERANSTIEG, ROSEOLEN, ERBSBREIFÖRMIGER STUHL;LEUKOPENIE; BRADYKARDIE § 6: NAMENTLICH MELDEPFLICHTIG BEI VET
MYKOBACTERIUM TUBERKULOSIS MYKOBACTERIUM BOVIS MYKOBACTERIUM AFRICANUM	GRAM + STÄBCHEN ZIEHL-NEELSEN +	MITTEL (2 BIS 8 WOCHEN) ⊙⊙	**TUBERKULOSE** TUBERKULOME MIT ZENTRALER VERKÄSUNG; PRIMÄR- UND POSTPRIMÄR- (SEKUNDÄR-)TUBERKULOSE; MILIARTBC, ORGANTBC, MENINGITIS § 6: NAMENTLICH MELDEPFLICHTIG BEI ET
DIVERSE: STAPHYLOKOKKEN SALMONELLEN CLOSTRIDIEN VIREN		KURZ ⊙	**AKUTE INFEKTIÖSE GASTROENTERITIS** DURCHFÄLLE, EV. FIEBER § 6: NAMENTLICH MELDEPFLICHTIG BEI VE
DIVERSE		KURZ BIS MITTEL ⊙	**IMPFREAKTIONEN,** DIE ÜBER DAS ÜBLICHE MASS HINAUSGEHEN (ÜBLICHE IMPFREAKTIONEN: FIEBER, LYMPHKNOTENSCHWELLUNG) § 6: NAMENTLICH MELDEPFLICHTIG BEI V

ERREGER	BESCHREIBUNG	INKUBATIONSZEIT	KRANKHEITEN
ADENOVIREN	VIRUS	KURZ (5 BIS 10 TAGE)	KONJUNKTIVITIS SCHWIMMBADKONJUNKTIVITIS NAMENTLICH MELDEPFLICHTIG NACH § 7
BACILLUS ANTHRACIS	GRAM + STÄBCHEN	KURZ (2 BIS 3 TAGE)	MILZBRAND NAMENTLICH MELDEPFLICHTIG NACH § 6 UND § 7
BORRELIA RECURRENTIS	GRAM – STÄBCHEN	KURZ (CA. 1 WOCHE)	RÜCKFALLFIEBER EPIDEMISCHES LÄUSE-RÜCKFALLFIEBER NAMENTLICH MELDEPFLICHTIG NACH § 7
BRUCELLA	GRAM – STÄBCHEN	MITTEL BIS LANG (1 WOCHE BIS MONATE)	ZOONOSEN BRUCELLA ABORTUS = M. BANG (RINDER) BRUCELLA SUIS = SCHWEINEBRUCELLOSE BRUCELLA MELITENSIS = MALTAFIEBER (ZIEGEN) UNDULIERENDES FIEBER NAMENTLICH MELDEPFLICHTIG NACH § 7
CAMPYLOBACTER	GRAM – STÄBCHEN	KURZ (2 BIS 4 TAGE)	DIARRHOE, APPENDICITIS NAMENTLICH MELDEPFLICHTIG NACH § 7 UND GGF. NACH § 6
CHLAMYDIA PSITTACI	GRAM – STÄBCHEN	MITTEL (1 BIS 2 WOCHEN)	ANSTECKUNG ÜBER VOGELKOT PNEUMONIE NAMENTLICH MELDEPFLICHTIG NACH § 7
CLOSTRIDIUM BOTULINUM ODER TOXIN	GRAM + STÄBCHEN	KURZ (12 BIS 26 STUNDEN)	BOTULISMUS NAMENTLICH MELDEPFLICHTIG NACH § 6 UND § 7
CORYNEBACTERIUM DIPHTHERIAE ODER TOXIN	GRAM + STÄBCHEN	KURZ (3 BIS 5 TAGE)	DIPHTHERIE NAMENTLICH MELDEPFLICHTIG NACH § 6 UND § 7
COXIELLA BURNETII	GRAM – STÄBCHEN	MITTEL (2 BIS 3 WOCHEN)	Q-FIEBER (PNEUMONIE) ZOONOSE NAMENTLICH MELDEPFLICHTIG NACH § 7
CRYPTOSPORIDIUM PARVUM	EINZELLER	KURZ (TAGE)	SOMMERDURCHFÄLLE; BESONDERS BEI HIV-PATIENTEN NAMENTLICH MELDEPFLICHTIG NACH § 7 UIND GGF. NACH § 6
EBOLAVIRUS	VIRUS	KURZ (4 BIS 16 TAGE)	VIRUSBEDINGTES HÄMORRHAGISCHES FIEBER NAMENTLICH MELDEPFLICHTIG NACH § 6 UND § 7
E. COLI, EHEC	GRAM – STÄBCHEN	KURZ (4 BIS 10 TAGE)	BLUTIGE ENTEROCOLITIS KOMPLIKATION: HUS NAMENTLICH MELDEPFLICHTIG NACH § 6 UND § 7
FRANCISELLA TULARENSIS	GRAM – STÄBCHEN	KURZ (2 BIS 8 TAGE)	HASENPEST ZOONOSE, ZECKEN NAMENTLICH MELDEPFLICHTIG NACH § 7

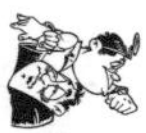

ERREGER	BESCHREIBUNG	INKUBATIONSZEIT	KRANKHEITEN
FSME	VIRUS	KURZ CA. 1 WOCHE	FRÜHSOMMER-MENINGO-ENCEPHALITIS; ZECKEN NAMENTLICH MELDEPFLICHTIG NACH § 7
GELBFIEBERVIRUS	VIRUS	KURZ (3 BIS 6 TAGE)	STECHMÜCKEN HEPATITIS, GASTROENTERITIS, NEPHRITIS, MENINGITIS NAMENTLICH MELDEPFLICHTIG NACH § 7
GIARDIA LAMBLIA	EINZELLER	MITTEL (WOCHEN)	DIARRHOE NAMENTLICH MELDEPFLICHTIG NACH § 7 UND GGF. NACH § 6
HÄMOPHILUS INFLUENZAE	GRAM – STÄBCHEN	NICHT BEKANNT	MENINGITIS BEI KINDERN NAMENTLICH MELDEPFLICHTIG NACH § 7
HANTAVIREN	VIRUS	MITTEL (2 BIS 3 WOCHEN)	HÄMORRHAGISCHES FIEBER, NEPHROPATHIE NAMENTLICH MELDEPFLICHTIG NACH § 6 UND § 7
HEPATITIS A – VIRUS	VIRUS	MITTEL (20 BIS 40 TAGE)	IKTERUS NAMENTLICH MELDEPFLICHTIG NACH § 6 UND § 7
HEPATITIS B – VIRUS	VIRUS	LANG (2 BIS 6 MONATE)	IKTERUS CHRONISCHE HEPATITIS MÖGLICH + Le-Ca NAMENTLICH MELDEPFLICHTIG NACH § 6 UND § 7
HEPATITIS C – VIRUS	VIRUS	LANG (4 MONATE)	IKTERUS CHRONISCHE HEPATITIS MÖGLICH NAMENTLICH MELDEPFLICHTIG NACH § 6 UND § 7
HEPATITIS D – VIRUS	VIRUS	MITTEL (3 BIS 4 MONATE)	IKTERUS CHRONISCHER VERLAUF MÖGLICH MANIFESTE ERKRANKUNG NUR BEI KOINFEKTION MIT HEPATITIS B – VIRUS NAMENTLICH MELDEPFLICHTIG NACH § 6 UND NACH § 7
HEPATITIS E – VIRUS	VIRUS	MITTEL (40 TAGE)	IKTERUS NAMENTLICH MELDEPFLICHTIG NACH § 6 UND NACH § 7
INFLUENZA-VIREN	VIRUS	KURZ (1 BIS 5 TAGE)	GRIPPE NAMENTLICH MELDEPFLICHTIG NACH § 7
LASSAVIRUS	VIRUS	KURZ (3 BIS 16 TAGE)	VIRUSBEDINGTES HÄMORRHAGISCHES FIEBER NAMENTLICH MELDEPFLICHTIG NACH § 6 UND § 7
LEGIONELLA	GRAM – STÄBCHEN	KURZ (2 BIS 10 TAGE)	LEGIONELLOSE, PONTIAC-FIEBER ERREGER SITZT IN BRAUSENKÖPFEN, KLIMAANLAGEN ETC NAMENTLICH MELDEPFLICHTIG NACH § 7
LEPTOSPIRA INTERROGANS	GRAM – STÄBCHEN	MITTEL (1 BIS 2 WOCHEN)	M. WEIL, CANICOLA-FIEBER, FELDFIEBER ZOONOSE NAMENTLICH MELDEPFLICHTIG NACH § 7

ERREGER	BESCHREIBUNG	INKUBATIONSZEIT	KRANKHEITEN
LISTERIA MONOCYTOGENES	GRAM + STÄBCHEN	MITTEL (1 BIS 4 WOCHEN)	SCHÄDIGUNGEN DES UNGEBORENEN KINDES NAMENTLICH MELDEPFLICHTIG NACH § 7
MARBURGVIRUS	VIRUS	KURZ (3 BIS 14 TAGE)	VIRUSBEDINGTES HÄMORRHAGISCHES FIEBER NAMENTLICH MELDEPFLICHTIG NACH § 6 UND § 7
MASERNVIRUS	VIRUS	MITTEL (1 BIS 2 WOCHEN)	MASERN NAMENTLICH MELDEPFLICHTIG NACH § 6 UND § 7
MYCOBACTERIUM LEPRAE	GRAM + STÄBCHEN ZIEHL-NEELSEN +	LANG (4 BIS 10 JAHRE)	LEPRA NERVENSCHÄDIGUNGEN NAMENTLICH MELDEPFLICHTIG NACH § 7
MYCOBACTERIUM *TUBERCULOSIS* *AFRICANUM* *BOVIS*	GRAM + STÄBCHEN ZIEHL-NEELSEN +	LANG (4 BIS 8 WOCHEN)	TUBERKULOSE NAMENTLICH MELDEPFLICHTIG NACH § 6 UND § 7
NEISSERIA MENINGITIDIS	GRAM – DIPLOKOKKEN	KURZ (2 BIS 4 TAGE)	MENINGITIS NAMENTLICH MELDEPFLICHTIG NACH § 6 UND § 7
NORWALK-ÄHNLICHES VIRUS	VIRUS	KURZ	DIARRHOE NAMENTLICH MELDEPFLICHTIG NACH § 7 UND GGF. § 6
POLIOVIRUS	VIRUS	MITTEL (5 BIS 14 TAGE)	GASTROINTESTINALE SYMPTOME, MENINGITIS, SCHLAFFE LÄHMUNGEN NAMENTLICH MELDEPFLICHTIG NACH § 6 UND § 7
RABIESVIRUS	VIRUS	LANG (3 BIS 10 WOCHEN)	TOLLWUT NAMENTLICH MELDEPFLICHTIG NACH § 6 UND § 7
RICKETTSIA PROWAZEKII	GRAM – STÄBCHEN	MITTEL (10 BIS 14 TAGE)	FLECKFIEBER NAMENTLICH MELDEPFLICHTIG NACH § 7
ROTAVIRUS	VIRUS	KURZ (1 BIS 4 TAGE)	DIARRHOE BESONDERS BEI KINDERN UND ÄLTEREN NAMENTLICH MELDEPFLICHTIG NACH § 7 UND GGF. § 6
SALMONELLA PARATYPHI	GRAM – STÄBCHEN	MITTEL (1 BIS 3 WOCHEN)	PARATYPHUS NAMENTLICH MELDEPFLICHTIG NACH § 6 UND § 7
SALMONELLA TYPHI	GRAM – STÄBCHEN	MITTEL (1 BIS 3 WOCHEN)	TYPHUS NAMENTLICH MELDEPFLICHTIG NACH § 6 UND § 7
SHIGELLA	GRAM – STÄBCHEN	KURZ (1 BIS 7 TAGE)	SHIGELLEN-RUHR NAMENTLICH MELDEPFLICHTIG NACH § 7 UND GGF NACH § 6
VIBRIO CHOLERAE	GRAM – STÄBCHEN	KURZ (STUNDEN BIS 5 TAGE)	CHOLERA NAMENTLICH MELDEPFLICHTIG NACH § 6 UND § 7

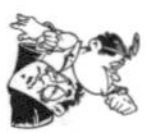

ERREGER	BESCHREIBUNG	INKUBATIONSZEIT	KRANKHEITEN
YERSINIA ENTEROCOLITICA	GRAM – STÄBCHEN	KURZ (3 BIS 10 TAGE)	ENTEROKOLITIS; DURCHFÄLLE NAMENTLICH MELDEPFLICHTIG NACH § 7 UND GGF NACH § 6
YERSINIA PESTIS	GRAM – STÄBCHEN	KURZ (2 BIS 7 TAGE)	PEST NAMENTLICH MELDEPFLICHTIG NACH § 6 UND § 7
TREPONEMA PALLIDUM	GRAM – STÄBCHEN	MITTEL (2 BIS 5 WOCHEN)	LUES = SYPHILIS LUES I = HARTER SCHANKER LUES II = CONDYLOMATA LATA LUES III = GUMMEN LUES IV = NEUROSYPHILIS NICHT-NAMENTLICH MELDEPFLICHTIG NACH § 7 BEHANDLUNGSVERBOT NACH § 24
HIV	VIRUS	LANG (12 WOCHEN)	LAS, AIDS NICHT-NAMENTLICH MELDEPFLICHTIG NACH § 7 BEHANDLUNGSVERBOT NACH § 24
ECHINOCOCCUS	FUCHSBANDWURM	LANG (MONATE BIS JAHRE)	ZYSTEN VOR ALLEM AN LEBER UND LUNGE NICHT-NAMENTLICH MELDEPFLICHTIG NACH § 7
PLASMODIUM	EINZELLER	MITTEL (7 BIS 30 TAGE)	MALARIA NICHT-NAMENTLICH MELDEPFLICHTIG NACH § 7
RUBELLAVIRUS	VIRUS	NUR BEI ANGEBORENEN INFEKTIONEN	HERZFEHLER, KATARAKT, INNENOHRSCHÄDEN NICHT-NAMENTLICH MELDEPFLICHTIG NACH § 7
TOXOPLASMA GONDII	EINZELLER	NUR ANGEBORENE INFEKTIONEN	HYDROCEPHALUS NICHT-NAMENTLICH MELDEPFLICHTIG NACH § 7

ERREGER	BESCHREIBUNG	INKUBATIONSZEIT	KRANKHEITEN
STAPHYLOKOKKEN UND STREPTOKOKKEN	GRAM + KOKKEN	KURZ	IMPETIGO CONTAGIOSA BEHANDLUNGSVERBOT NACH § 34
BORTEDELLA PERTUSSIS	GRAM - STÄBCHEN	MITTEL (1 BIS 3 WOCHEN)	KEUCHHUSTEN BEHANDLUNGSVERBOT NACH § 34
MUMPSVIRUS	VIRUS	MITTEL (2 BIS 3 WOCHEN)	MUMPS BEHANDLUNGSVERBOT NACH § 34
KRÄTZMILBEN	MILBEN	LANG (4 BIS 6 WOCHEN)	KRÄTZE = SKABIES BEHANDLUNGSVERBOT NACH § 34
STREPTOKOKKEN	GRAM + KOKKEN	KURZ (2 BIS 7 TAGE)	SCHARLACH BEHANDLUNGSVERBOT NACH § 34
VARIZELLA-ZOSTER-VIRUS	VIRUS	MITTEL (2 BIS 3 WOCHEN)	WINDPOCKEN BEHANDLUNGSVERBOT NACH § 34
LÄUSE	GLIEDERFÜSSLER	MITTEL (1 BIS 3 WOCHEN)	KOPFLÄUSE, KÖRPERLÄUSE, FILZLÄUSE BEHANDLUNGSVERBOT NACH § 34
NEISSERIA GONORRHOEAE	GRAM - DIPLOKOKKEN	KURZ (2 BIS 5 TAGE)	GONORRHOE = TRIPPER BRENNEN BEIM WASSERLASSEN; KOMPLIKATIONEN: STERILITÄT, EILEITERSCHWANGERSCHAFT BEHANDLUNGSVERBOT NACH § 24
HÄMOPHILUS DUCREYI	GRAM - STÄBCHEN	KURZ (1 BIS 5 TAGE)	ULCUS MOLLE BEHANDLUNGSVERBOT NACH § 24
CHLAMYDIA TRACHOMATIS	GRAM - STÄBCHEN	MITTEL (3 BIS 20 TAGE)	LYMPHOGRANULOMA VENERUM BEHANDLUNGSVERBOT NACH § 24

Lernhilfe:		
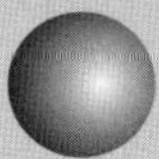	**runde Bakterien**	sind **Kokken** oder **Neisserien**,
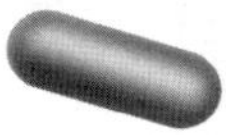	**Gram ⊕ Bakterien**	**Corynebakterien,** **Clostridien,** **Listerien,** **Staphylokokken,** **Streptokokken,** **Bacillus anthracis,** **Mykobakterien,** (Tuberkulose – Lepra)
	Wenn das Bakterium zu keiner der obigen Gruppen gehört, handelt es sich um ein **gram ⊖ Stäbchen.**	

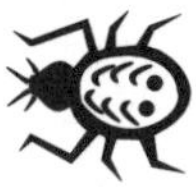	Durch **Vektoren** (*Insekten, Gliederfüßler*) können übertragen werden:	**Pest,** **Shigellenruhr,** **Rückfallfieber,** **Hasenpest,** **Fleckfieber,** **Malaria,** **Gelbfieber,** **FSME** (***F**rüh**s**ommer**m**eningo**e**ncephalitis*)

Eine **Infektiöse Gastroenteritis**
kann hervorgerufen werden durch:

Yersinien,
Salmonellen,
E. coli (*EHEC*),
Staphylokokken,
Shigellen,
Vibrio cholerae,
Campylobacter,
Viren (Rotaviren, Norwalk-ähnliche Viren, ECHO-, Coxsackie- und Polioviren)
Clostridien,
sowie
Amöben
Giardia lamblia
Würmer

Bis auf die
Clostridienintoxikation und parasitären Infektionen
verlaufen alle diese Erkrankungen
charakteristischerweise mit Fieber.

Die
Komplikationen
bestehen in erster Linie in einem

akuten Flüssigkeitsverlust,

der besonders bei kleinen Kindern zum Tod führen kann.

HERZ/KREISLAUF-SYSTEM

Arterien

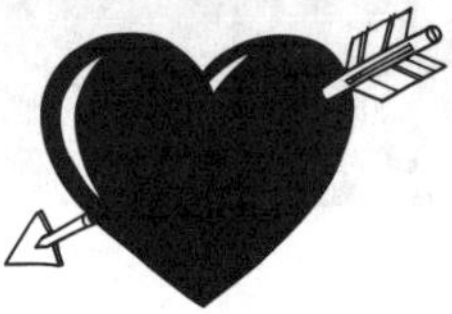	**Arterien** sind Gefäße, die vom Herzen **weg** führen,	➡
➡	**Venen** führen das Blut zum Herzen **hin**.	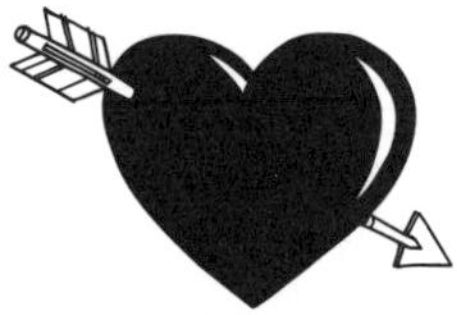

Eine **Arterie**, die
“**venöses** „
(***sauerstoffarmes***)
Blut führt,
ist der
Truncus pulmonalis.

Gut tastbare Stellen, um den **Puls** zu fühlen sind:	• **A. radialis,** • **A. femoralis,** • **A. carotis** und die • **Herzspitze.**
Weitere Möglichkeiten sind:	• A. ulnaris • A. dorsal pedis • A. tibialis post. • und die Bauchaorta.

Endarterien

sind
Gefäße,
die
alleine
ein bestimmtes Gebiet versorgen.

Der
(*plötzliche*)
Verschluß
von
Endarterien
führt zum

Infarkt.

Organe, die

Endarterien

enthalten sind:

Herz
Gehirn
Auge
Niere
Darmschlingen
Milz
Lunge

Arterienstämme:

Von der Aorta ascendes gehen die Coronararterien ab.

Vom
Aortenbogen
gehen folgende Gefäße ab:

← **Truncus brachiocephalicus** nach rechts,

→ **A. carotis communis sinister (nach links),**

→ **A. subclavia sinister (nach links).**

Aorta descendes:
12 Intercostalarterien

Unterhalb des Zwerchfells gibt die Aorta den	**Truncus coeliacus ab,** sowie die	← *für Leber, Magen. Milz*
	Aa. renales und die	← *für Nieren*
	A. mesenterica sup. und inf.	← *für die arterielle Versorgung des Darms*

Im **Beckenbereich** teilt sich die Aorta in die **beiden**	**A. iliaca communis,** und diese wiederum in **je eine**	**A. iliaca int.** für den Beckenbereich und eine
		A. iliaca ext. für das Bein.

Die arterielle Versorgung des **Gehirns** erfolgt aus den beiden	**A. carotis int.** und den beiden	Die Arterien bilden den Circulus art. Wilisii an der Schädelbasis.
	A. vertebralis *(aus der A. subclavia).*	

Tel:0911-77 67 91 Fax:0911-77 67 94

Venen

Venen haben
Klappen.

Ausnahmen:
obere
und
untere
Hohlvene.
(*V. cava sup und inf*)

Der Rücktransport des venösen Bluts aus den Beinen wird ermöglicht durch:

- Die Muskelpumpe
- Die Gelenkpumpe
- Den Zwerchfellsog
- Den diastolischen Sog des Herzens
- ⊙ *(ev: Übertragung einer arteriellen Pulswelle durch eine direkt benachbarte Arterie)*

Lymphgefäße

Lymphgefäße
haben
Klappen
sowie eine eigene Motorik.
Beim Gesunden transportieren die Lymphgefäße max. 2 % des Gesamtvolumens.

Die Lymphe

der **unteren Extremität,**	des **Bauchraums**	und der **linken oberen Extremität**

wird im
Ductus thoracicus
gesammelt.

Er mündet im
linken Venenwinkel

(Zusammenfluß der linken
V. subclavia
und der linken
V. jugularis int.).

Vor dem Einstrom der Lymphe
ins Blut
wird die Lymphe in der Regel 3 mal durch
Lymphknoten
gefiltert.

Das Herz

Das rechte Herz

(Vorhof und Kammer)
zeigt nach
vorne
in
Richtung Rippen.

Das linke Herz

liegt schräg unter dem rechten Herz dem Zwerchfell auf.
Es ist etwas **größer** als das
rechte
und schaut so
auf der **linken Seite** etwas vor
(*Herzspitze*).

Konturbildend im Röntgenbild
sind deshalb

rechts	links
die Vena cava sup.	**der linke Vorhof**
und	und
der rechte Vorhof,	**die linke Kammer.**

Das Herz ist am

"Gefäßkreuz"

aufgehängt:

Die beiden

Hohlvenen

(V. cava superior und V. cava inferior)

als

senkrechte

Komponente,

V. cava superior

V. pulmonalis
V. pulmonalis

die

4 Vv. pulmonales

als

waagerechte

Komponente.

V. pulmonalis
V. pulmonalis

V. cava inferior

Zusätzlich an den beiden

Arterien

(Aorta und der Truncus pulmonalis)

deren

Verlaufsrichtungen

sich ebenfalls

kreuzen.

Das Herz **liegt** dem

Zwerchfell

auf.

Lediglich der

Herzbeutel

(Perikard)

ist am

Zwerchfell

angewachsen.

Die beiden Vorhöfe haben

Herzohren.

Im rechten Vorhof liegt der

Sinusknoten.

Arterielle intrauterine Shunts:

Zur Überbrückung des intrauterin noch inaktiven Lungenkreislaufs gibt es eine Verbindung zwischen den beiden Vorhöfen = das

Foramen ovale

sowie eine Verbindung vom Tr. pulmonalis zur Aorta descendes = den

Dct. arteriosus Botalli.

Das Herz hat insgesamt
4 Klappen:

2 Taschenklappen
(*zwischen Kammer und Arterie: Pulmonal- und Aortenklappe*)
und
2 Segelklappen
(*zwischen Vorhof und Kammer: Trikuspidal- und Mitralklappe*).

Die **Segelklappen**
sind mittels
Sehnenfäden
und
Papillarmuskeln
in der
Kammer
befestigt.

Im **rechten** Herz
liegt zwischen
Vorhof und Kammer
die
Tricuspidalklappe
(3-segelig; 3 Papillarmuskeln).

Im **linken** Herz
liegt zwischen
Vorhof und Kammer
die
Mitralklappe
(2-segelig; 2 Papillarmuskeln);

Die **Taschenklappen**
(Aortenklappe und Pulmonalklappe)
sind immer
3-**zipflig.**

Die
Herzmuskulatur
ist
quergestreift,

weist aber auch
Merkmale glatter Muskelzellen
auf, nämlich:

Glanzstreifen,
mittige Lage des Zellkerns.

Die

- **Herzmuskulatur**

gilt neben der

- **Skelettmuskulatur**

und der

- **glatten** Muskulatur

als
eigene histologische Gruppe.

Auskultationspunkte

Aortenklappe:	2. ICR (*Interkostalraum*) rechts, parasternal
Pulmonalklappe:	2. ICR links, parasternal
Tricuspidalklappe:	4. ICR rechts und links, parasternal
Mitralklappe:	a. d. Herzspitze, meist 5. ICR links, medioclavicular
Erbscher Punkt:	3. ICR links, parasternal

Der Herzzyklus

Die **Systole** besteht aus der

Anspannungsphase
(*alle Klappen geschlossen*)

und der **Austreibungsphase**
(*Taschenklappen geöffnet, Segelklappen geschlossen*).

Sie beginnt mit dem 1. Herzton.

Der 1. Herzton
entsteht durch die
Kontraktion der Herzmuskulatur
um die
Blutsäule,
die sich in der
Kammer
befindet.

Der 1. Herzton fällt in etwa zeitgleich mit der
tastbaren
Pulswelle
(am Handgelenk, z. B.)
zusammen.

Hinweis: bei der Herzauskultation immer den Puls an der A. radialis fühlen!

Der Herzzyklus

Die **Diastole**
besteht aus der

Erschlaffungsphase
(alle Klappen geschlossen)

und der Füllungsphase
(Segelklappen geöffnet, Taschenklappen geschlossen)

Sie beginnt mit dem 2. Herzton.

Der 2. Herzton
entsteht durch den
Schluß
der
Taschenklappen
(Aorten- und Pulmonalklappe).

	Systolische Geräusche:	Diastolische Geräusche:
Aortenklappen	- **stenose**	- **insuffizienz,**
Pulmonalklappen	- **stenose**	- **insuffizienz,**
Tricuspidal	- **insuffizienz**	- **stenose,**
Mitral	- **insuffizienz**	- **stenose.**
Ventrikel	- **septumdefekt**	

Sowie bei ● **Hyperthyreose**
und ● **Anämie**.

Die Erregungsleitung

Die elektrische Erregung läuft

- **vom Sinusknoten ausgehend** *(im rechten Vorhof)*
    - über das **Vorhofmyokard**
        - in den **AV-Knoten,** *(im Herzskelett)*
            - dann übers **His'sche Bündel,**
                - die beiden **Tavara-Schenkel**
                    - und die **Purkinje-Fasern**
                        - zu den **Papillarmuskeln**
                            - und in die **Kammermuskulatur.**

60

Der
Sinusknoten
erzeugt eine Frequenz von
60 Schlägen/min
in Ruhe.

40

Beim
Ausfall des Sinusknotens
erzeugt der
AV -Knoten
eine Frequenz von
40 Schlägen/min.

30

Beim Ausfall von
Sinus- und AV-Knoten
erzeugt das
His'sche Bündel
eine Frequenz von
30 Schlägen/min.

Im EKG
(P-,Q-,R-,S-,T-Welle)
ist der
Erregungsablauf
sichtbar

(nur der Erregungsablauf, nicht die Kontraktion!).

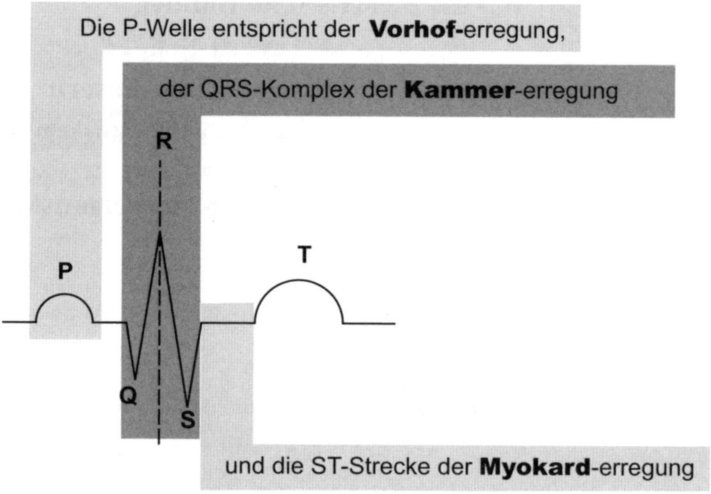

Die ST-Strecke ist beim frischen Herzinfarkt angehoben.

Die Ableitungen nach
Einthoven
lassen die
anatomische Herzachse
erkennen:

Größtes R in	Ableitung I	waagrechte	Herzachse
	Ableitung II	normale	
	Ableitung III	senkrechte	

Die Windkesselfunktion:

Die
Windkesselfunktion
ist eine Funktion der
herznahen Arterien
vom
elastischen Typus.

Sie sorgen dafür,
daß die
gepulste Blutströmung
in Herznähe
(Blutfluß hauptsächlich während der Systole)
sich in eine
kontinuierliche Blutströmung
in der Peripherie
umwandelt
(Blutfluß während der Systole und in der Diastole).

Die Windkesselfunktion wird mit zunehmender
Arteriosklerose
außer Kraft gesetzt.

Kennzeichen: hoher Blutdruck mit hoher Amplitude; Beispiel 180/100.

Die Blutdruckmessung

Die
Blutdruckmessung
erfolgt nach dem System von
Riva-Rocci.

Man auskultiert in der Ellenbeuge das Korotkow-Geräusch

der erste hörbare Ton entspricht dem	**systolischen**,
der letzte hörbare Ton dem	**diastolischen** Wert.

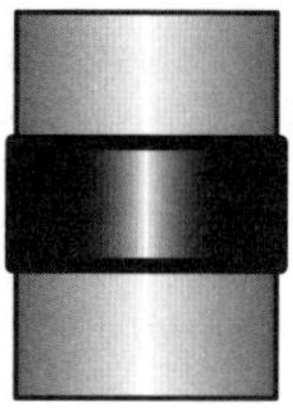

Eine
zu dünne Manschette
relativ zum Oberarmumfang
führt zu
falsch hohen
Werten,

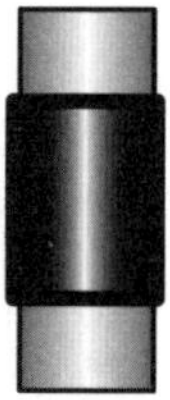

eine
zu breite Manschette
in Bezug zum Umfang des Oberarms
führt zu
falsch niedrigen
Werten.*

** Die* ***passenden*** *Manschetten für Säuglinge, Kinder und starke Oberarme bekommen Sie bei uns im ARDEA-Shop.*

Die Herzinsuffizienz

Zeichen der

Linksherz - insuffizienz:	**Rechtsherz** - insuffizienz:
Belastungsdyspnoe im Anfang,	zentrale Zyanose (*aufgrund verminderter Lungenperfusion*)
Ruhedyspnoe im fortgeschrittenen Stadium,	**Halsvenenstau,** gestaute Unterzungenvenen
Asthma cardiale,	**beidseitige Knöchelödeme,**
Nykturie im Anfang	uncharakteristische gastrointestinale Symptome allg: Stau des Bluts in den Körper (*Nykturie*).
Periphere Zyanose Niedriger Blutdruck mit verminderter Amplitude.	

Das Medikament der Wahl ist
Digitalis.

Eine Überdosierung ist u. a. erkennbar am
Gelbsehen

andere Symptome:
Übelkeit, Brechreiz, allgemeine Verwirrtheit, Herzrhythmusstörungen

Die koronare Herzkrankheit

Klinische Manifestationsformen:
- **Angina pectoris,**
- **Herzinfarkt**
- **Herzrhythmusstörungen**
- und **Herzinsuffizienz.**

Ⓐ **Angina pectoris**

ist ein
Herzschmerz,
der durch
Mangeldurchblutung
des
Myokards
ausgelöst wird, und der nach
5 Minuten
von selbst wieder **verschwindet**.

In charakteristischer Weise liegt der **Schmerz**
retrosternal
und strahlt in den
kleinen Finger der linken Hand
aus.

Möglich ist auch eine Ausstrahlung in den
Unterkiefer
ins Epigastrium,
in den rechten Arm
und in den
Rücken.

Bei der Applikation des Medikaments
Nitrolingual
(Spray)
verschwindet der **Schmerz**
sofort.

Angina pectoris ist die Vorstufe zum Herzinfarkt.

Ⓑ **Der Herzinfarkt**

ist ein
retrosternaler Schmerz
mit
Vernichtungscharakter,
und strahlt **charakteristischerweise** in den
kleinen Finger der linken Hand aus.
Der Schmerz
verschwindet NICHT nach einigen Minuten spontan,
und spricht auch
NICHT auf Nitro an.

Bei **Verdacht** auf
Herzinfarkt
muß der Patient
unbedingt
in die
Klinik.

Die meisten
Todesfälle
passieren
in der ersten Stunde.

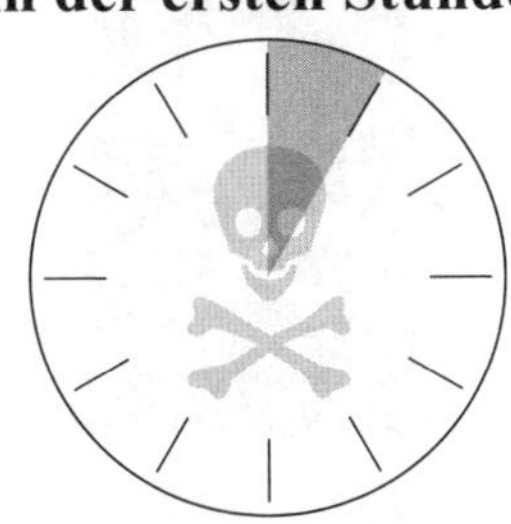

KOMPLIKATIONEN DES HERZINFARKTS

Komplikationen
des Herzinfarkts sind:

Herzrhythmusstörungen
(ventrikuläre Extrasystolen),

akute Linksherzinsuffizienz
mit **kardiogenem Schock**,

Septumperforation oder
Wandruptur,

Aneurysmabildung

Mitralklappeninsuffizienz
(durch Abriß der Sehnenfäden am Papillarmuskel)
und

Thrombembolien.

©

Bei

Herzrhythmusstörungen

unterscheidet man solche, deren

Ursprung im **Vorhof**
liegt

(***supraventrikuläre***
Extrasystolen),

und solche, deren

Ursprung im **Kammermyokard**
liegt

(***ventrikuläre***
Extrasystolen).

Die
ventrikulären Extrasystolen
sind gefährlicher;
sie können in
Kammerflimmern
übergehen.

Entzündungen im Herz

Das

akute rheumatische Fieber

tritt nach einer

Infektion

mit

β - hämolysierenden Streptokokken der Gruppe A

(*eitrige Tonsillitis, Scharlach*) auf (*Zweiterkrankung*) und

kann mit einer

Endokarditis

einhergehen.

In den **meisten Fällen** ist die

Mitralklappe

betroffen; die

klinischen Symptome

machen sich meist erst

nach 15 bis 20 Jahren

bemerkbar.

Zusätzliche klinische Erscheinungen des akuten rheumatischen Fiebers:
Arthritiden der großen Gelenke
Chorea minor
Erythema marginatum
Rheumaknötchen

Herzklappenfehler

Mitralstenose:	**Diastolikum** und **lauter 1. Herzton** *(Umklappen der zusammengewachsenen Segel),* **RR niedrig,** **Belastungsdyspnoe** wegen Rückstau in die Lunge. Dilatation des linken Vorhofs Facies mitralis
Mitralinsuffizienz:	**Systolikum,** schnellender Puls (***Pulsus celer***), **palpatorisches Schwirren** an der **Herzspitze** Dilatation des linken Vorhofs Facies mitralis
Mitralklappenprolaps:	Vergrößerte Mitralsegel Harmloser Befund
Aortenklappenstenose:	**Systolikum** (*wird weitergeleitet in die Carotiden*) Blutdruck mit **kleiner Amplitude, Linkshypertrophie** **Achtung:** akuter Herztod bei Belastung möglich!
Aortenklappeninsuffizienz:	**Diastolikum,** große Blutdruckamplitude und schnellender Puls (***Pulsus celer et altus***), verstärkte Pulsationen **am ganzen Körper** ***(Homo pulsans; Mussetsches Zeichen),***

Angeborene Herzfehler

Aortenisthmusstenose:	**hoher** Blutdruck an der **oberen** Extremität, **niedriger** an der **unteren** Extremität ☠ Kann unbehandelt zur akuten Hirnblutung führen.
Ventrikelseptumdefekt:	**systolisches** Geräusch Großer Defekt = leises Geräusch Kleiner Defekt = lautes Preßstrahlgeräusch
Offener Ductus arteriosus Botalli:	auskultatorisch: **Maschinengeräusch** (*systolisch und diastolisch*)
Fallotsche Tetralogie:	Ventrikelseptumdefekt, reitende Aorta, Pulmonalstenose, Rechtshypertrophie

Die arterielle Hypertonie

Eine
dauernde
Erhöhung des Blutdrucks
über 160/95
gilt nach der
WHO
als
Hypertonus.

Sekundäre Ursachen können sein:
Nierendurchblutungsstörungen (*Nierenarterienstenose oder Schrumpfniere*)
M. Cushing
Nebennieren-Tumor
Einnahme der Pille
Gestose
Lakritz, Süßholz

Komplikationen sind:
Herzinsuffizienz,
Hirnschlag,
Arteriosklerose und
Nierenschäden.

Gefäßerkrankungen

Venen:

Risikofaktoren der **primären Varikosis** *(oberflächliche Krampfadern):*
Alter
Übergewicht
familiäre Belastung
Geburtenanzahl
stehende Arbeit

Eine daraus entstehende
venöse Klappeninsuffizienz
ist progredient

Eine Thrombose entsteht gemäß der
Virchowschen Trias:

- **Stase**
- **Blutzusammensetzungsveränderung** und
- **Wandschaden des Gefäßes**

Eine Entzündung und Thrombose der
oberflächlichen
Krampfadern heißt
Thrombophlebitis.

Aus einer
Thrombophlebitis
entstehen praktisch
nie Lungenembolien.

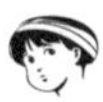 **Krampfaderblutungen**
werden mit einem
Druckverband und 4-tägigem Badeverbot
therapiert.

Eine Thrombose der
tiefen
Beinvenen heißt
Phlebothrombose.

Dieser **Thrombus**
kann sich
relativ leicht losreißen
und eine
Lungenembolie
verursachen.

Hinweise
auf eine
tiefe Beinvenenthrombose
sind:

Fieber,

Schmerzen,

einseitiges Ödem distal der Thrombose.

Klinische Zeichen
einer
tiefen Beinvenenthrombose:

Payr-Zeichen
Schlag auf die Fußsohle

Homans-Zeichen
Dorsalflexion des Fußes

Meyer-Druckpunkte
entlang der V. saphena magna

Lowenberg-Zeichen
druckschmerzhafte Muskellogen am Unterschenkel

Da das Blut bei einem
Verschluß
tiefer Beinvenen
nun über die
oberflächlichen Beinvenen
abfließen muß,
können in der Folge
äußere Krampfadern
(sekundäre Varizen)
entstehen.

Das
postthrombotische Syndrom
signalisiert die
Spätfolgen der venösen Insuffizienz:
das
„offene Bein".

Charakteristisch handelt es sich um ein
Ulkus
am medialen Knöchel.

Das venöse Ulkus entsteht auf
ödematöser Haut,
wirkt
schmierig
und
unscharf begrenzt.
Es ist
nicht sehr tief
(*es geht nur bis zur oberflächlichen Körperfascie*).

Arterienkrankheiten

Arteriosklerose

Risikofaktoren:	
	Hypertonus *besonderes Risiko: Hirnschlag*
	Hypercholesterinämie mit Erhöhung der LDL *besonderes Risiko: Herzinfarkt*
	Rauchen *besonderes Risiko:* *chronisch arterielle Verschlußkrankheit mit trockener Gangrän*
	Diabetes *besonderes Risiko:* *feuchte Gangrän der Extremitäten*

Charakteristisch für die chronisch arterielle Verschlußkrankheit am Bein ist die
Claudicatio intermittens:
der Patient kann nur eine
kurze Strecke schmerzfrei gehen
und
bleibt dann stehen,
bis die Schmerzen wieder abgeklungen sind,
(Schaufensterkrankheit)

Die
Schmerzen
entstehen durch eine
Unterversorgung
der
Muskulatur.

Test:
Die Ratschow-Probe.

Arterielle Ulcera

*(chronische arterielle **Unterversorgung** der **Haut**)*
entstehen bevorzugt
an den
Seiten der Zehen (*interdigital*)
und am
Schienbein.

Sie wirken
trocken
und
scharf ausgestanzt.

Die umgebende Haut ist
atrophisch,
das Bein ist
kühl und **blaß**.
Es treten gerne **Mykosen der Nägel** auf.

Arterielle Ulcera
sind
tiefer
als
venöse Ulcera
und können zu einer Sepsis führen
(*deshalb operative Therapie*!)

Arterien können aufgrund der Arteriosklerose
Wandschäden
entwickeln,
die zu einer
Erweiterung des Lumens des Gefäßes führen.
(Aneurysma)

Das **Aneurysma dissecans**	●	ist ein **intramurales Hämatom** *(eine **Einblutung** in die **Media**.)*
	●	tritt oft im Bereich der **thorakalen Aorta** auf
	(Stethoskop)	*Kennzeichen: unterschiedliche RR-Werte an den Armen!*
Das **echte Aneurysma** *(Aneurysma vera)*	○	beschreibt eine **Aussackung aller Wandschichten.**
	○	kommt hauptsächlich im Bereich der **abdominellen Aorta** vor.
	(Stethoskop)	Das **abdominelle** Aneurysma ist möglicherweise als **pulsierender Tumor** bei der **Bauchuntersuchung** tastbar.

HÄMATOLOGIE

Das

Blutvolumen

beträgt
8 % des Körpergewichts
(im Mittel zwischen 4 und 6 Liter).

Der **Hämatokrit**

ist der (***Volumen***-)**Anteil** der Blutzellen **zum Gesamtblutvolumen**.
Er beträgt bei Männern 44 - 46 %, bei Frauen 41 - 43 %.

Erythrozyten:

die Anzahl der **Erys** beträgt
zwischen 4,5 und 5,4 Millionen pro Kubikmillimeter Blut
(beim Mann mehr als bei der Frau).

Die Erys transportieren
Sauerstoff
aus der Lunge in die Peripherie
und (*indirekt*) CO_2 zurück in die Lunge.

Erys werden im

roten Knochenmark
gebildet; sie haben
keinen Zellkern.

Ihre **Lebensdauer** beträgt **120 Tage = 4 Monate**.
Der **Abbau** erfolgt in der **Milz**.

Retikulozyten

sind
unreife Erys,
Anzahl **max. 2-5 $^{0}/_{00}$ pro mm^3**

Leukozyten:

die Anzahl der **Leukos** beträgt
zwischen
5000 und 8000 pro Kubikmillimeter.

Leukos unterteilen sich in

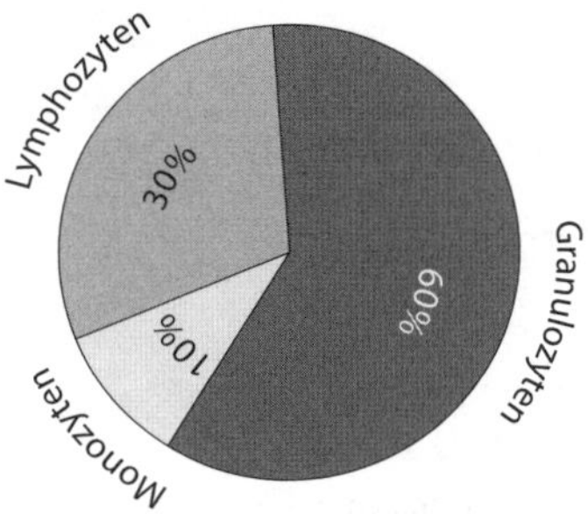

Granulozyten
(**baso**phil, **neutro**phil und **eosino**phil)
60 %

Monozyten
10 %

Lymphozyten
30 %

Leukos

werden im **roten** Knochenmark
und
in den **lymphatischen Organen** gebildet.
T-Lymphozyten werden im Thymus geprägt
B-Lymphohzyten im Knochenmark.

Eine **Linksverschiebung**
(vermehrt stabkernige Granulozyten)
läßt eine
akute Infektion
vermuten.

Eine **Rechtsverschiebung**
(vermehrt übersegmentierte Granulozyten)
weist auf eine **Überalterung**
der Leukos hin
(= verminderte Neubildung, Knochenmarksschäden, Vit. B 12 - Mangel).
Folsäuremangel

Blutplättchen oder Thrombozyten

Die **Anzahl**
beträgt **zwischen 100.000 und 300.000 pro Kubikmillimeter**.

Sie dienen der **Blutgerinnung**.

Thrombos werden
im **roten** Knochenmark
gebildet als
Abschnürungen von **Megakaryozyten**.

Sie haben
keinen Zellkern.

Die normale Blutungszeit beträgt 1 bis 3 Minuten.

Außer den **Thrombos**
ist bei der Blutgerinnung ein
System von Plasmaproteinen
beteiligt
(***Gerinnungskaskade***);
eines der Proteine heißt
Fibrin.

Zur Synthese von **Gerinnungsfaktoren** benötigt der Körper

Vitamin K.

Zur
Blutkörperchensenkungsreaktion
benötigt man **ungerinnbar** gemachtes Blut
(1,6 m Blut + 0,4 ml Natriumcitrat).

Eine beschleunigte **BKS** weist auf eine **Immunstimulation**
(z. B. eine Infektion) hin.

Blutgruppen

Es gibt insgesamt **9** verschiedene
Blutgruppensysteme.

Eines davon ist das

ABO-System

Blutgruppe **A**	enthält das **Antigen A** und	den **Antikörper** gegen das Merkmal **B**
Blutgruppe **B**	enthält das **Antigen B** und	den **Antikörper** gegen das Merkmal **A**
Blutgruppe **AB**	enthält das **Antigen A,** das **Antigen B**	und keine **Antikörper**
Blutgruppe **0**	enthält **kein Antigen** und	den **Antikörper** gegen das Merkmal **A und B**

Blutgruppe **0**	gilt als Universal**spender ...**	
Blutgruppe **AB**	gilt als Universal**empfänger** von Erys	

Besonderheit des ABO-Systems:

auch wenn der Patient
bisher **noch nie** eine
inkompatible
Bluttransfusion
erhalten hatte, sind
Antikörper
bereits
vorhanden.

Ein weiteres System ist das

Rhesus-System

Man unterscheidet Rhesus-positv = rh + = D +
Rhesus-negativ = rh - = d -

Gegen das Merkmal „rhesus-negativ“ kann keine Antikörperbildung erfolgen.

Im Rhesus-System ist erst
nach einer **Sensibilisierung**
(Transfusion z. B.)
mit **Antikörperbildung** zu rechnen.

☞ Beispiel:

Rhesus-negative Mutter
bekommt ein **rh+** Kind.

Beim Geburtsvorgang tritt
Blut des Kindes
in den
mütterlichen Kreislauf
über.

↳ Die Mutter bildet
Antikörper.

↳ Bei der **nächsten** Schwangerschaft
kann das
ungeborene Kind
Schäden davontragen,
sofern es
rhesuspositives
Blut hat.

Um die aktive Antikörperbildung bei einer rhesusnegativen Mutter zu unterbinden, injiziert man ihr nach kindlichem Blutkontakt (Geburt) Antikörper gegen das Merkmal „rhesuspositiv“.
Die kindlichen Erythrozyten werden dadurch zerstört, ohne daß es zur Synthese eigener Antikörper und Ausbildung von Gedächtntiszellen kommt.

Störungen der Erythropoese

Von einer

Anämie

spricht man, wenn der Hb-Gehalt des Blutes

↓ unter **14 g% beim Mann,** bzw. ↓ unter **12,5 g% bei der Frau**

abgesunken ist.

Ab **unter 8 g%** ist mit

Organinsuffizienzzeichen

zu rechnen.

Eisenmangelanämien

sind gekennzeichnet durch

hypochrome, mikrozytäre Erys

(*blaß und klein*).

Der Patient klagt über

Müdigkeit

Schwindel

Schwäche

Zungenbrennen.

Durch die **verminderte Viskosität** des Blutes kommt ein **funktionelles systolisches Geräusch** zustande.

Die Hauptursache für die Eisenmangelanämie

bei uns ist die	**weltweit** ist die
occulte gastrointestinale Blutung	**Mangelernährung**

Vitamin-B_{12} -Mangelanämien

sind durch
große, ev. hyperchrome Erys
gekennzeichnet
(megaloblastäre Anämie)

Bei Vit. B_{12} - Mangel können auch
Nervenschädigungen
auftreten.

Die **megaloblastäre Anämie**
kann bei der
chronisch atrophischen Gastritis
durch einen
Mangel an Intrinsic-Faktor
hervorgerufen werden.

Man spricht in diesem Fall von einer
perniziösen Anämie.

Bei der
megaloblastären Anämie
kommt es **gleichzeitig** zu einer
Thrombopenie
und zu einer
Leukopenie.

Die
Granulozyten
sind
übersegmentiert
(Rechtsverschiebung).

Angeborene hämolytische Störungen:
Kugelzellanämie *Membrandefekt*
Thalassämie und
Sichelzellenanämie *Hämoglobinaufbaustörung*

Es kann zu hämolytischen Krise und /oder zu Gallensteinen kommen *(Bilirubin ist ein Abbauprodukt des Hämoglobins).*

Von einer

Polyglobulie

spricht man,
wenn die Anzahl der **Erys** im Blut **zu hoch** ist.

Unter einer

Polyzythämia vera

versteht man die **Erhöhung** von

- Erys,
- Leukos und
- Thrombos.

Diagnose: stark verlangsamte BKS

Therapie: Aderlaß zur Blutverdünnung

Störungen der Leukopoese:

Leukosen/Leukämien:		
Bei den akuten Formen **können** die Blutwerte der Leukos	●	erhöht,
	●	erniedrigt, oder
	●	normal sein.
Klinische Kennzeichen:		Schädigung des Knochenmarks
Durch die Leukopenie und mangelnde Funktionsfähigkeit der Leukos:	➠	Infektionshäufigkeit steigt
Durch die Thrombopenie:	➠	Blutungsneigung steigt.
Anämie	➠	Blässe

Chronische Formen sind durch eine
drastische Erhöhung der Leukos
im Blut gekennzeichnet
(bis 500.000)
Verlauf: **Blastenschübe**

M. Hodgkin, die **Lymphogranulomatose** *Lymphknotenkrebs*:	● **schmerzlose Vergrößerung** meist eines **Halslymphknotens,**
	● **Nachtschweiß,**
	● **Alkoholschmerz**
	● **Gewichtsabnahme**
Plasmozytom	● Mottenfraßnekrosen
	● Schrotschußschädel
	● Bence-Jones-Protein im Urin
	● **Sturzsenkung**

Störungen der Blutgerinnung:

❶ vaskuläre hämorrhagische Diathese	Schäden der Gefäßwände *(Rumpel-Leede-Test)*
❷ thrombozytäre hämorrhagische Diathese	fehlerhafte Anzahl oder Funktion der Thrombozyten *Beispiel: M. Werlhoff, Einnahme von Aspirin*
❸ plasmatische hämorrhagische Diathese	Störungen der Gerinnungsfaktoren *Beispiel: Bluter-Krankheit; Marcumar (= Anti-Vitamin-K)*

Notfallmedizin

Notfall:

Sie werden zu einem Patienten gerufen, der **bewegungslos** am Boden liegt.

I. Sie prüfen die **Bewußtseinslage** durch...

1. **Ansprechen,** und /oder
2. Kneifen an der **Innenseite** des **Oberarms**

Wenn der Patient nicht **energisch** gegen diese Behandlung **protestiert**, gilt er als **bewußtseinsgestört**.

Wenn der Patient **nicht** bewußtseinsgestört ist,

- **Versorgung** von **Wunden, Blutungen etc.**
- Etwaige **Fremdkörper** werden in der Wunde **belassen**.
- Verletzungen **steril** abdecken.
- Bei **Blutungen Druckverband** mit **Vermerk der Uhrzeit.**
- Bei **niedrigem Blutdruck** und **schnellem Puls** **Schocklagerung,** ev. **Volumenzufuhr.**
- **Wenn der Patient sichtlich nach Luft ringt, Lagerung mit erhöhtem Oberkörper.**

Wenn der Patient **bewußtseinsgestört** ist, zunächst... ➠

II. Kontrolle der Atmung

Wenn die **Atmung**

intakt ist,

Kontrolle der **Herzaktion**.
(siehe III.)

erschwert ist,

Mundhöhle von allem **befreien**, was **nicht festgewachsen** ist:
Erbrochenes,
Gebiß,
sonstige Fremdkörper.

Erneute Kontrolle der Atmung.

Wenn jetzt **intakt**,
Herzaktion überprüfen.
(siehe III.)

Wenn nicht,

beatmen

Der Patient liegt **auf dem Rücken,**
Kopf nach hinten **überstrecken**
und entweder
Mund zu Mund
oder
Mund zu Nase
beatmen.

2 bis 5 Atemzüge beatmen.

Anschließend...

III. Herzaktion kontrollieren

Zur Kontrolle
fühlt man den
Puls

an den
großen Gefäßen
(*A. carotis*)
oder am
Herz.

Wenn
Atmung
und
Herz
in Ordnung sind:
stabile Seitenlage.

Wenn Herzaktion nicht fühlbar,

15 x Herzdruckmassage

Der Patient liegt auf dem
Rücken,
der Helfer
kniet seitlich
und drückt
mit gestreckten Armen
das untere Drittel des Sternums
bis 4 cm
nach unten.

Danach wieder Kontrolle, ob die
Herzaktion
wieder eingesetzt hat.

Wenn **weder**
Herzaktion noch **Atmung**
sich spontan wieder einstellen
erfolgen jeweils
nach
15 x Herzdruckmassagen
2 Beatmungsaktionen
im Wechsel

Wenn der Patient bewußtlos ist,
Herz **und** Lunge
aber
funktionieren,
bringt man den Patienten in die...

IV. stabile Seitenlage.

1	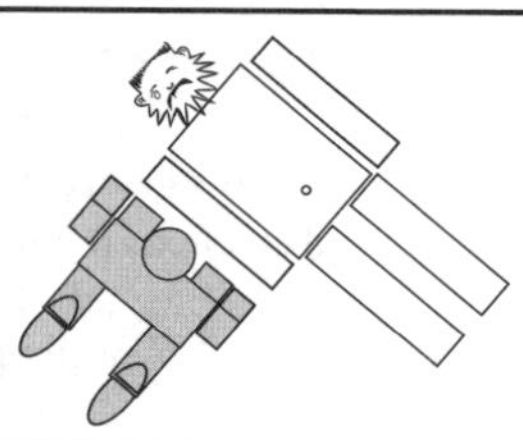	Der Helfer kniet **seitlich** vom Patienten.
2	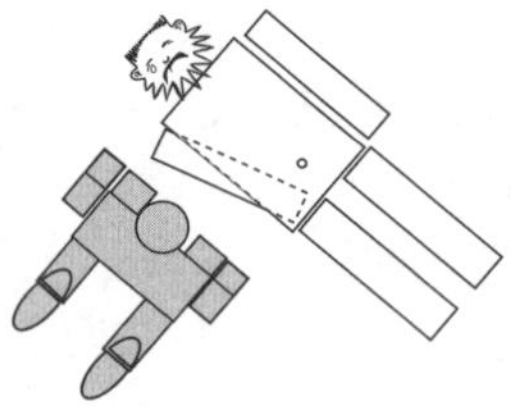	Die helferseitige **Hand des Patienten** wird **unter den Po** geschoben, das

3	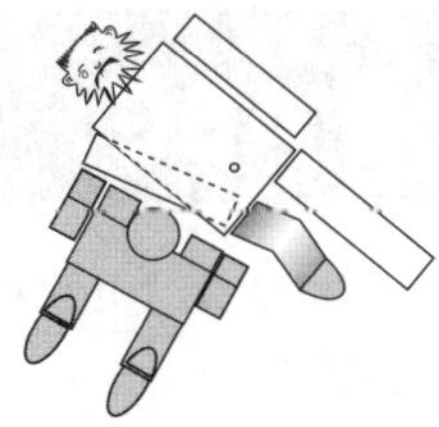	**Knie angewinkelt** und das **Bein aufgestellt.**
4	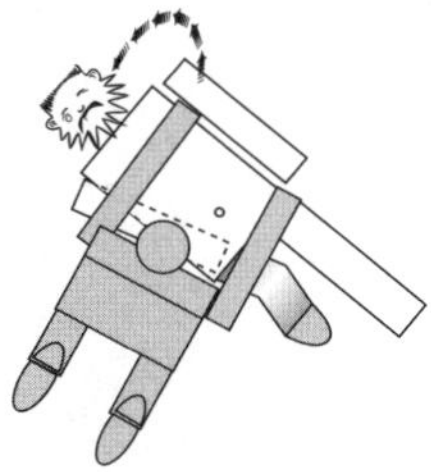	**Dann zieht man den Patienten zu sich und legt ihn auf die Seite.**
5	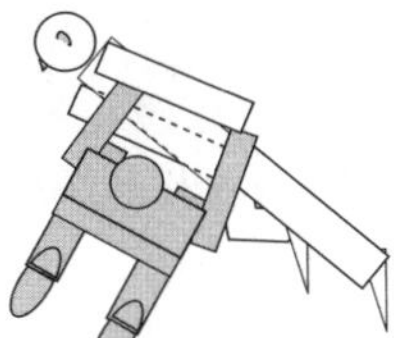	Die untere Hand mit **abgewinkeltem Ellenbogen** nach hinten ziehen,
6		die obere Hand kommt neben das Kinn bei
7	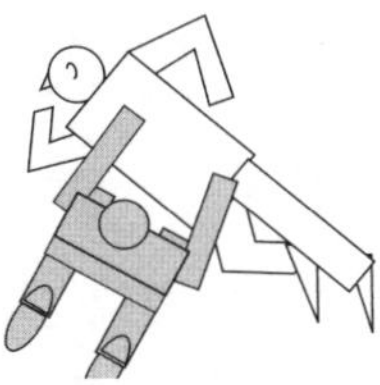	**überstrecktem Kopf.**

Das Notfall ABC

Beim bewußtlosen Patienten strikt in folgender Reihenfolge arbeiten:

Ⓐ **A**temwege freimachen

Ⓑ **B**eatmen

Ⓒ **C**irculation in Gang bringen
(Herzdruckmassage)

Ⓓ **D**rugs
(Medikamente, Wundversorgung, Infusionen)

Der Schock

Schock
ist eine
periphere
Durchblutungsstörung.

Es werden
nur
die
zentralen
Organe
(Gehirn, Herz und Lunge)
ausreichend
durchblutet.
(***Kreislaufzentralisation***).

Da das
Gehirn
noch ausreichend versorgt wird, tritt beim Schock initial
keine Bewußtlosigkeit
auf!

Schockformen:

Volumenmangelschock *(hypovolämischer Schock)*	Ursachen des hypovolämischen Schocks: Blutungen nach außen, Milzruptur, Knochenbrüche, Durchfälle, Verbrennungen
kardiogener Schock *(Herzstillstand)*	
anaphylaktischer Schock	
Endotoxin-Schock	Herxheimer Reaktion beim Zerfall gramnegativer Bakterien
neurogener Schock	Anästhesiezwischenfälle; Lähmung des Vasomotorenzentrums im Hirnstamm

Typische Schocksymptome:

Blässe,*

insbesondere beim hypovolämischen Schock

niedriger systolischen Blutdruck
und einen
hohen Puls

Schockindex: Puls / systolischer Blutdruck >1

(z.B. RR 90/50, Puls 120)

Kaltschweißigkeit,
(*wegen Sympathikus-Tonus*)

weite Pupillen
und
Angst.

* mit einer roten Gesichtsfarbe können folgende Schockarten einhergehen:

die ersten beiden Stadien des anaphylaktischen Schocks

der neurogene Schock

der Endotoxinschock.

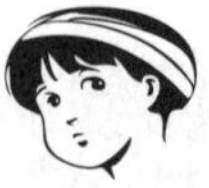

Therapie:

Schocklagerung
mit
erhobenen
Beinen,
liegend auf dem Rücken
(Autotransfusion)

Zusätzlich: Volumenzufuhr

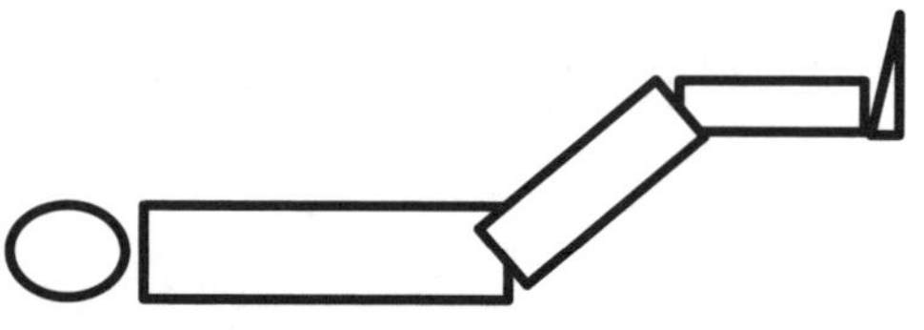

Verbrennungen:

Die Schwere von Verbrennungen unterscheidet man gemäß der
Neuner-Regel:

9%	**Kopf**	9%		9%
je 9%	**Arme**	18%	+ 9%	= 27%
je 2x 9%	**Beine**	36%	+ 27%	= 63%
2x 9%	**Bauchseite**	18%	+ 63%	= 81%
2x 9%	**Rücken**	18%	+ 81%	= 99%

Ab
18 %
verbrannter Körperoberfläche bei Verbrennungen ab 2. Grades ist mit Ausbildung von
ernsten
Komplikationen
(Verbrennungsschock)
zu rechnen

Frühtod hypovolämischer Schock oder

Spättod toxisches Nierenversagen

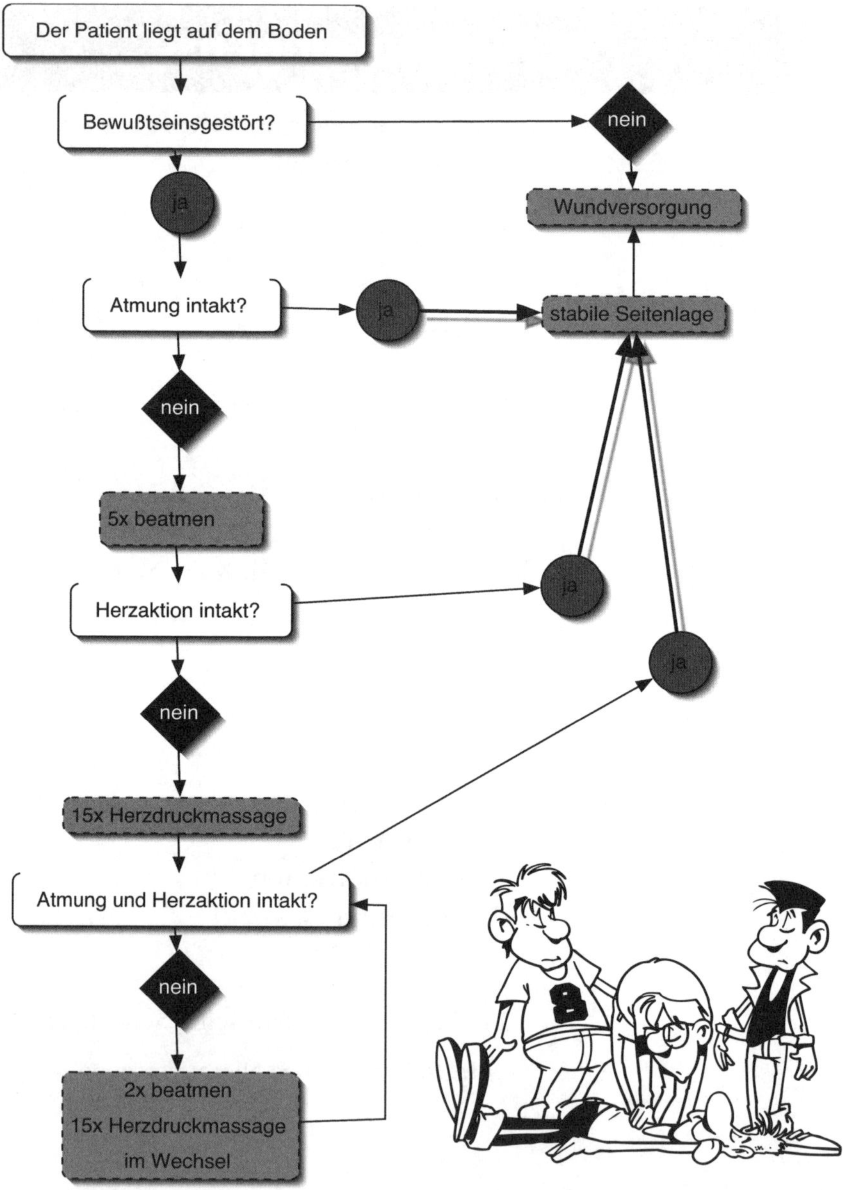

Der Patient liegt auf dem Boden
Bewußtseinsgestört?
nein
Wundversorgung
ja
Atmung intakt?
ja
stabile Seitenlage
nein
5x beatmen
Herzaktion intakt?
ja
ja
nein
15x Herzdruckmassage
Atmung und Herzaktion intakt?
nein
2x beatmen
15x Herzdruckmassage
im Wechsel

HORMONSYSTEM

Die gesamte
Steuerung
des
endokrinen Systems
liegt im

Hypothalamus

*(Teil des **Zwischenhirns**)*.

Der Hypothalamus gibt zur Steuerung des
Hypophysen-Vorderlappens
Releasing-Hormone
ab.

Das **erste Kapillarsystem** liegt im
Hypothalamus,
dann fließt das Blut über den ➡ **Hypophysenstiel**

zum ⬇

Hypophysenvorderlappen

wo das
zweite Kapillarsystem
ausgebildet ist
(=*Pfortadersystem*).

Die
Hypophyse
liegt an der
Schädelbasis
in der
Sella turcica
und besteht aus
2 Teilen:

dem Hypophysen**vorderlappen** (**Adeno***hypophyse)*	und dem Hypophysen**hinterlappen** (**Neuro***hypophyse)*

Die **Neuro**hypophyse
speichert Hormone,
die im
Hypothalamus
gebildet werden:

ADH = Vasopressin und **Oxytocin**

ADH
Anti**d**iuretische**s** **H**ormon
macht die
Sammelrohre
in der
Niere
durchlässig für **Wasser**.

Das **Wasser** wird dem Körper
zurückgeführt,
und somit
sinkt die **Urinmenge**
(= *Anti-Diurese*).

Oxytocin
führt bei
sensibilisierter glatter
Muskulatur
(Uterus kurz vor dem
Geburtstermin)
zu
Kontraktionswellen.

Die **Adenohypophyse** produziert die Hormone:

TSH	regt die **Schilddrüse** an
STH	das **Wachstumshormon**
MSH	das **melanozytenstimulierende Hormon** *(wirkt auf die **Pigmentzellen** der Haut)*
ACTH	regt die **Nebenniere** an
Prolactin	führt zur **Sekretion von Milch** aus der weiblichen Brustdrüse
FSH	das **follikelstimulierende Hormon** *(wirkt auf den **Eierstock**)*
LH	das **luteinisierende Hormon** *(bewirkt den **Eisprung**)*

Die **Schilddrüse**

produziert nach
TSH - Stimulation
aus dem
Hypophysenvorderlappen

T_3 und T_4

T_3 und T_4
regen den **Stoffwechsel an**.

Ein weiteres Hormon ist
Calcitonin.

Calcitonin
senkt den **Blut-Kalziumspiegel**
durch
Hemmung der **Osteoklasten**.
Sekretionsreiz ist ein hoher Blut-Calcium-Spiegel

Die **Nebenschilddrüse**

produziert das
Parathormon.
Sekretionsreiz ist ein Absinken des
Blut-Kalziumspiegels.

Das **Parathormon**
steigert den
Blutkalziumspiegel
durch
Anregung der **Osteoklasten**.

In der **Niere** wird durch die
Parathormonwirkung
vermehrt **Phosphat ausgeschieden**.

Die **Nebenniere**

unterteilt man in die

Nebennierenrinde und in das **Nebennierenmark**

Die **Nebennierenrinde**

produziert
Cortison,
Androgene
und
Aldosteron.

Cortison
wird nach **Stimulation** mit
ACTH
aus dem
Hypophysenvorderlappen
ausgeschüttet,

Aldosteron
nach Ausschüttung von **Renin** aus der **Macula densa** der **Niere**.

Aldosteron
wirkt auf den
distalen Tubulus
und
resorbiert Natrium
und
Wasser
zurück
und sezerniert Kalium.

Das **Nebennierenmark**

ist eigentlich eine
Schaltzentrale
(Ganglion)
des
Sympathicus
und
produziert
Noradrenalin
und
Adrenalin.

Das
Nebennierenmark
wird durch Impulse des
Sympathicus
und durch
Cortison
stimuliert.

Die **Langerhans'schen** Zellen

des
Pankreas
produzieren hauptsächlich
Insulin.

Insulin

bringt
Glucose
und andere
kleinmolekulare Stoffe
in die
Zelle
und
senkt
damit den
Blutzuckerspiegel.

Das Insulin stammt aus den
B-Zellen
des
Inselorgans.

Die
A-Zellen
produzieren
Glukagon.

Glukagon

kann den
Blutzuckerspiegel
anheben.

Hoden:

Der Hoden produziert **Testosteron**.

Er wird **angeregt** durch
FSH und **LH**
aus dem
Hypophysenvorderlappen.

Eierstock:

Der Eierstock produziert

vor dem Eisprung	**Östrogen**
und **nach** dem Eisprung	**Gestagen** Gestagen sorgt für eine leichte Erhöhung der Körpertemperatur

Er wird **angeregt** durch
FSH und **LH**
des **Hypophysenvorderlappens**.

Krankheiten

Alle **Hypophysenvorderlappen-Tumore** (*Adenome*) können **mengitische Zeichen** machen, eine **bitemporale Hemianopsie** sowie **Ausfälle weiterer Hormone** induzieren.

STH

Eine **Überproduktion** des **Wachstumshormons STH** nennt man beim Erwachsenen **Akromegalie**.

Sie geht mit einem

- Wachstum der Akren und einer (*leichten*) Erhöhung
- der Blutglucose und
- des Blutdrucks einher.

Cortison

Eine **Überproduktion** oder eine **übermäßige exogene Zufuhr** von

Cortison

heißt

M. Cushing.

Sie ist **klinisch** u. a. gekennzeichnet durch

- **Stammfettsucht,**
- **Vollmondgesicht,**
- **Akne**
- **Hirsutismus** (*männlicher Behaarungstypus*),
- **Striae**
- **Diabetes**
- **Bluthochdruck**

und

- **Muskelschwäche**.

Bei Kindern:

- Wachstumshemmung

Eine **Nebenniereninsuffizienz** heißt

M. Addison.

Diese Erkrankung kann **lebensbedrohlich** sein.
(Addison-Krise)
Kennzeichen: vermehrte basale Pigmentierung.

ADH

Eine **Verminderung** des wirksamen **ADHs** heißt **Diabetes insipidus**.

Die Erkrankung ist gekennzeichnet durch

- **Polyurie** und
- Dehydratation

Hyperthyreose

Kennzeichen der **Hyperthyreose**:

- Wärmeintoleranz
- Durchfall
- Haarausfall
- Tachykardie und
- hohe Blutdruckamplitude

Thyreotoxikose

Bei der **Thyreotoxikose**

- Fieber und
- Psychosen

Eine **Überfunktion** der **Schilddrüse kann** mit einem **M. Basedow** zusammenfallen.

Morbus Basedow

Der **Morbus Basedow** ist eine **Autoimmunkrankheit** und führt u. a. zu

- **Exophtalmus** und
- **Myxödem**.

Eine weitere Ursache einer Hyperthyreose ist das autonome Adenom (*heißer Knoten*).

Hypothyreose

Eine **HYPOTHYREOSE** kann bei chronischen Entzündungen der Schilddrüse entstehen
(z. B. M. Hashimoto – einer Autoimmunkrankheit)
und ist durch

- Kälteintoleranz
- Obstipation
- Anämie und
- depressive Verstimmung

gekennzeichnet.

Sowohl die
Schilddrüsenüber- als auch die
Schilddrüsenunterfunktion
können in ein
Koma
münden.

Hyperparathyreoidismus

Ein

Hyperparathyreoidismus

(Überfunktion der Nebenschilddrüse)

ist gekennzeichnet durch einen

zu hohen Blutkalziumspiegel

und eine

hohe Phosphatausscheidung

im

Urin.

Es resultieren **Nierenschäden** und eine

Osteoporose.

Hypoparathyreoidismus

Der **HYPOPARATHYREOIDISMUS** ist durch eine

Hypocalciämie

gekennzeichnet; es resultiert eine

Tetanie-Bereitschaft.

(Chvostek-Zeichen, Trousseau-Phänomen)

iMMUNOLOgiE

Zu den
Abwehrzellen
des Körpers gehören:

die
Granulozyten
- ***neutro**phile*
- ***baso**phile*
- ***eosino**phile*

die
Makrophagen
*(die **Ruheformen** der Makrophagen heißen **Monozyten**),*

und die
Lymphozyten.

Die Abwehrzellen werden im
roten Knochenmark
und in den
lymphatischen Organen
gebildet.

Lymphozyten

Die
Lymphozyten
unterteilen sich in

T-Lymphozyten

Die
T-Lymphozyten
sind
Träger
der
zellvermittelten Immunität.

Sie werden im **Thymus geprägt.**

und

B-Lymphozyten.

Aktivierte
B-Lymphozyten
wandeln sich in
Plasmazellen
um und produzieren
Antikörper = humorale Abwehr

Sie werden im Knochenmark geprägt.

Lymphozyten
sind in der Lage,
Gedächtniszellen
zu bilden.

Es gibt
5 Klassen von **Antikörpern**:

Ig G	*schützt vor Zweitinfektionen*
Ig A	*wirkt im Magen-Darm-Trakt*
Ig D	
Ig E	*vermittelt Allergien*
Ig M	*wird bei Erstkontakt mit dem Antigen gebildet.*

Das
System der Antikörper
bezeichnet man als
humorale Abwehr.

Ein
Antikörper
paßt nur zu
einem
Antigen
(körperfremder Stoff)
nach dem
Schloß-Schlüssel-Prinzip

Kennen Sie denn schon ...

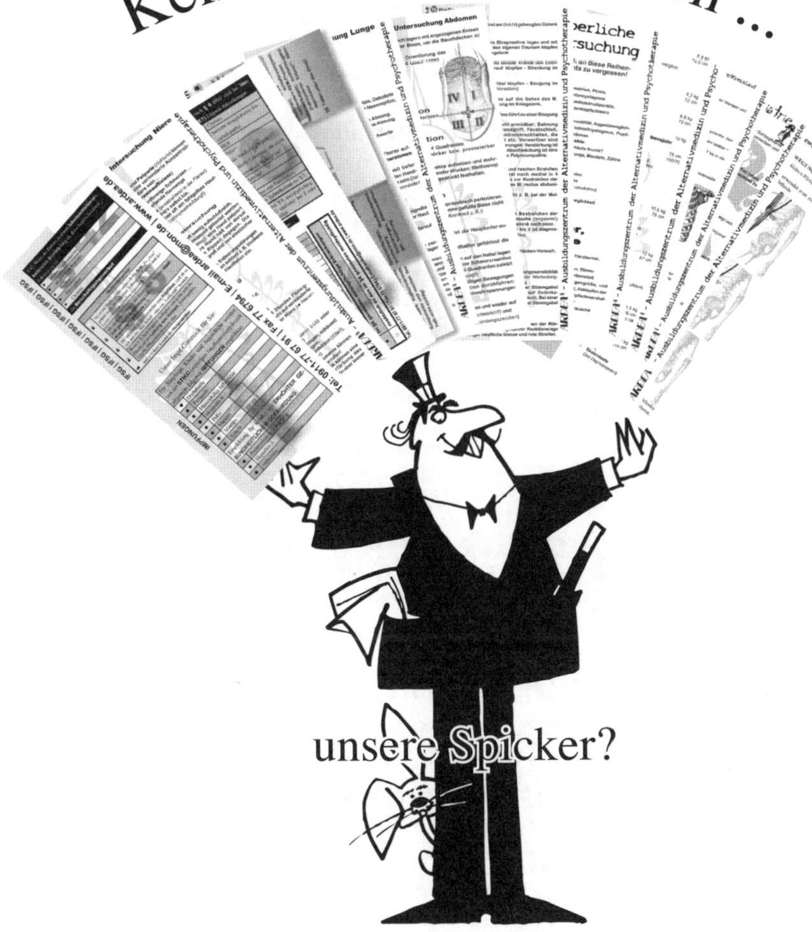

unsere Spicker?

Wir wissen, daß es ein paar Sachen gibt, die man entweder ums verrecken nicht in die Rübe kriegt oder die man immer wieder verwechselt oder die man nicht oft genug lernen kann. Wir wissen das, weil wir schon so lange im Prüfungssketor arbeiten und weil sich schon Generationen von Student/inn/en damit plagen. Deshalb gibt es von uns diese Quälgeister in Form von Spickern, damit der Inhalt einfach präsent ist. Sie werden staunen, was da alles hängenbleibt, wenn Sie ständig den Spicker mit sich rumziehen.

Das Format ist wie ein Briefumschlag (DIN lang) und läßt sich prima als Lesezeichen in ihren Amtsarztfragen verwenden. Damit die Spicker auch ihrem Dauereinsatz stand halten, sind sie alle eingeschweißt. Welche Spicker gibt es? 🕮 schauen Sie doch mal auf Seite 154 rein

Der
Thymus
gehört zu den
lymphatischen Organen,
er liegt
hinter dem **Sternum**
und wird
ab der **Pubertät**
in
Fett
umgewandelt
(physiologische ***Atrophie****).*

Weitere **lymphatische Organe** sind die

- **Lymphknoten**
- **lymphatischen Gewebe im Darm** ***(Peyer'sche Plaques)***
- **Mandeln** (*Waldeyerscher Rachenring*) und die
- **Milz**.

Die

Milz

liegt

intraperitoneal

seitlich unter den linken Rippen

und besteht aus der

roten Die **rote** Pulpa dient der **Blutmauserung** *(Abbau von **überalterten** Erys).*	und	**weißen Pulpa** Die **weiße** Pulpa stellt **Lymphfollikel** dar.

Ablauf einer immunologische Reaktion:

1	Die **ersten Zellen**, die bei bakteriellen Infektionen auf dem „Kampfplatz“ erscheinen, sind die **neutrophilen Granulozyten**	*„neutrophile Kampfphase“*
2	Als nächstes läßt sich im Blut eine **Erhöhung** der **Monozyten** nachweisen. Die **Monozyten verwandeln sich** im Kampfgebiet in **Makrophagen**	*„monozytäre Überwindungsphase“*
3	Als drittes erscheinen die **Lymphozyten im Blut**	*„lymphozytäre Heilphase“*
4	Ganz **zum Schluß** kommen die **eosinophilen Granulozyten** am **Infektionsherd** an und **beenden** die **Abwehrreaktion**	*„eosinophile Nachschwankung“*

Fehlreaktionen
des
Immunsystems

sind

Allergien

und

Autoimmunkrankheiten.

Bei
Autoimmunkrankheiten
werden
Antikörper
gegen
körpereigenes Gewebe
gebildet,
was über kurz oder lang
zur
Zerstörung von Organen
führt.

☞ Beispiele:
Lupus erythematodes
Sklerodermie *und andere* ***Kollagenosen***
sowie der ***M. Hashimoto***

Die **Allergien** teilt man ein in **4 Typen:**

Typ I – Sofort-Typ

Allergie vom **Sofforttyp** = **anaphylaktoide Reaktion**

Es liegen **vermehrt Ig E** und vermehrt Eosinophile vor.

Die **körperliche Reaktion** tritt **sofort nach Kontakt** mit dem **Allergen** auf.

Beispiele:

Heuschnupfen, **Asthma bronchiale** und der **anaphylaktische Schock**.

Die Allergie Typ I führt nicht zu bleibenden Schäden am Organ.

Typ II – Sofort-Typ

Allergie **entsteht** bei

Transfusion falscher Blutgruppen
(***Blutgruppenunverträglichkeit***).

Typ III – Sofort-Typ

Allergie **entsteht** bei **vermehrter Bildung** und **Ablagerung** von **Antigen-Antikörperkomplexen**.

Beispiel: die **Glomerulonephritis** nach **Infekt** mit **β-hämolysierenden Streptokokken** der **Gruppe A**.

Typ IV

Sie heißt auch Allergie vom **Tuberkulin-Typ**.

Die allergische (***Haut-***) **Reaktion** ist nach **1 bis 2 Tagen** zu sehen
*(Allergie vom **Spättyp**)*.

Beispiele:
Tuberkulin-Test, **Kontaktallergien** mit **unedlen Metallen** (***Chrom, Nickel***).

ATMUNGSSYSTEM

Respirationstrakt

Die menschliche Lunge besteht aus
2 Lungenflügeln...

der rechte Lungenflügel besteht aus	der linke Lungenflügel besteht aus
3 Lungenlappen Ober- Mittel- und Unterlappen	2 Lungenlappen Ober- und Unterlappen
Der Mittellappen befindet sich vorne zwischen dem Ansatz der 4. und dem Ansatz der 6 Rippe.	Die Lappengrenzen befinden sich dorsal (*links wie rechts*) im Bereich Th_4.

Jeder
Lungenlappen
ist wieder in einzelne
Segmente
unterteilt.

Die
gesamte Lunge
ist von einer
serösen Haut
umgeben,
der
Pleura.

Die Pleura besteht aus
2 Blättern,
die über einen **kapillären Flüssigkeitsspalt** miteinander verbunden sind.

Die **Luftröhre**
(Trachea)
und die
größeren Bronchien
bestehen aus
halbkreisförmigen Knorpelspangen,
Bindegewebe
und
glatter
Muskulatur.

In den
kleineren Bronchien (***Bronchiolen***)
fehlen
die
knorpeligen Anteile.

Der
Nasenrachenraum
und die
Bronchien
sind mit
Flimmerepithel
ausgekleidet.

Der
Flimmerstrom
bewegt
Schleim
und
Schmutzpartikel
kehlkopfwärts.

Die **Trachea** und die **Bronchien** leiten die Luft in die **Alveolen**.

Erst in den
Alveolen
erfolgt der
Übertritt des Sauerstoffs in das Blut.

Die gesamte
Oberfläche
der Alveolen kann bis zu
80 m²
betragen

Der **Euler-Liljestrand-Reflex**
sorgt dafür, daß nur diejenigen Lungenabschnitte,
die gerade **belüftet** werden,
auch **durchblutet** sind
und **umgekehrt**.

Atmungsmechanik:

In
Ruhe
bewegt sich nur das
Zwerchfell.

Das
Zwerchfell
zieht
bei der
Inspiration
aktiv die
Lunge nach **unten** ...

die
Ausatmung
erfolgt
passiv
durch
Zusammenziehen
der
elastischen Fasern
der Lunge.
Bei Fehlen der elastischen Fasern (*Alter, Emphysem*) resultiert ein vermehrtes Residualvolumen.

Bei der
Zwerchfellatmung (*Ruheatmung*)
werden hauptsächlich die
unteren Lungenabschnitte
belüftet.

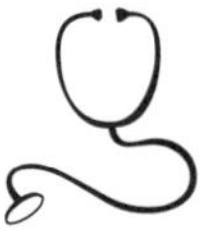

Beim
Gesunden
erwartet man eine
Atemverschieblichkeit der **Zwerchfellgrenzen**
von mindestens
2 Querfingern.

Bei der
Rippenatmung
werden bei der Einatmung die Rippen
angehoben,
so daß sich der
sagittale Durchmesser
des Thoraxraums
vergrößert.

Atemhilfsmuskeln:

Hilfsmuskeln der **Ein**-atmung:

- M. sternocleidomastoideus
- M. pectoralis major
- M. serratus ant. und die
- Skalenusmuskeln.

Hilfsmuskeln der **Aus**-atmung:

- M. iliocostalis
- Bauchmuskeln

Funktionsprüfungen:

Folgende Atemvolumina sind bestimmbar:

- Atemzugvolumen
  = Atmung in Ruhe = ca. 500 ml
- Inspiratorisches Reservevolumen
- Expiratorisches Reservevolumen

Alle zusammen ergeben die **VITALKAPAZITÄT**.
(zwischen 4 und 8 Liter)

Eine
restriktive Ventilationsstörung
(Lungenemphysem, Silikosen z. B.)
macht sich durch eine

→ **Verminderung** der
Vitalkapazität
bemerkbar
*(das gesamte Atem**volumen** ist **kleiner**).*
Kompensatorisch steigt das Residualvoumen an.

Eine
obstruktive Ventilationsstörung
(Bronchitis z. B.)
macht sich durch eine

→ **Verminderung** der
Sekundenkapazität
(Tiffeneau - Test)
bemerkbar.
(beim Atemstoßtest kann durch Verlegungen in den Bronchien nicht mehr so viel Luft in einer Sekunde (unter 80 % der Vitalkapazität) ausgeatmet werden.)

Da der **Bronchus** des
rechten Lungenflügels
steiler
verläuft als der
linke,
setzen sich verschluckte
Fremdkörper
(Erdnüsse, Murmeln, etc.)
leichter im
rechten Hauptbronchus
fest.

Symptome sind
Husten
und
Atemnot.

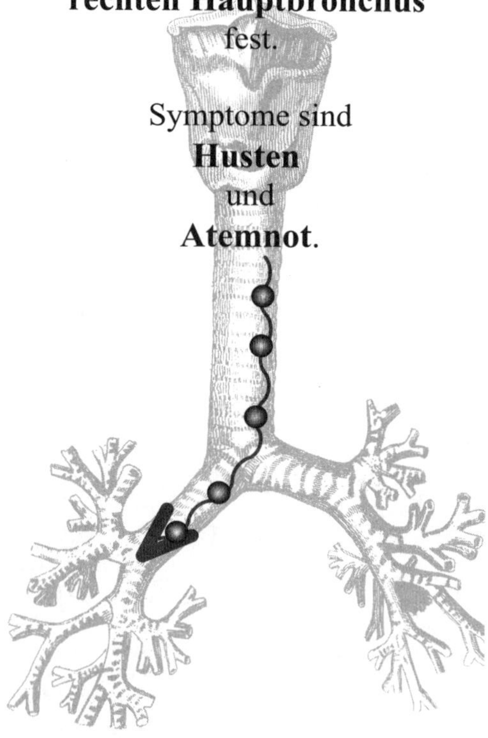

Die

chronische Bronchitis

ist lt. **WHO** definiert als

Husten mit Auswurf
während
3 Monaten im Jahr,
jeweils
2 Jahre hintereinander.

In der Praxis
wird die Diagnose gestellt aus
Husten mit Auswurf 6 Wochen lang.

Im Verlauf einer chronischen Bronchitis kommt es durch Umbauvorgänge an den Bronchien zu einem Bronchienkollaps.

Komplikationen

der **chronischen Bronchitis** sind:

Bronchiektasen,
Lungenemphysem und
Cor pulmonale.

Bronchiektasen

sind
irreversible Erweiterungen
der
Bronchien.

Charakteristisch sind
größere
Mengen
(maulvolle Expectorationen)
dreischichtigen Sputums:

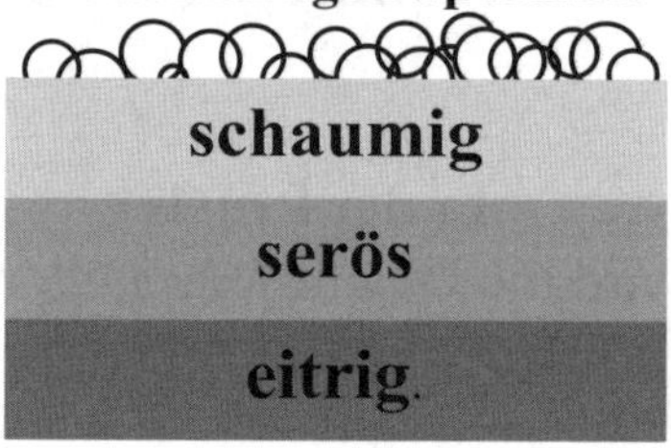

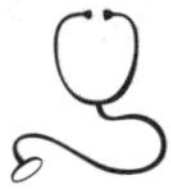

Auskultation: feuchte Rasselgeräusche

Als Komplikation kann es zu einer

Amyloidose

kommen.

Das
Lungenemphysem

ist eine
- **irreversible Erweiterung**

mit
- **Zerstörung**

der
- **Alveolarräume**.

Es entsteht eine
dauernde Unterversorgung
des Körpers mit
Sauerstoff.

Von **außen** ist ein Emphysem am
- **Faßthorax** sichtbar, *(dauernde Inspirationsstellung des Thorax)*
- **Zentrale Zyanose**
- **Emphysemkissen** (*überblähte Lungenspitzen; sichtbar in den Claviculargruben*)
- **Trommelschlegelfinger** und
- **Uhrglasnägel**

Des weiteren ist die
- **Atemverschieblichkeit** der **Zwerchfellgrenzen** eingeschränkt.

Weitere Untersuchungsbefunde:
- Verminderung aller auskultatorischen Geräusche;
- hypersonorer Klopfschall
- „Air-trapping“

Das **Cor pulmonale** ist eine

Rechtsherzinsuffizienz aufgrund einer **Lungenkrankheit** (*z. B. Emphysem*).

Durch die **fortschreitende Zerstörung** der **Alveolarstruktur** kommt es zu einer **Verminderung der Lungenkapillaren** und damit zu einem **erhöhten Druck** in den noch **verbleibenden Lungengefäßen** (*pulmonaler Hochdruck*).

Zunächst bildet sich eine Rechtsherz **hypertrophie** aus, dann eine Rechtsherz **insuffizienz**.

Die klassische

Lobärpneumonie

wird durch
Pneumokokken (Streptococcus pneumoniae)
hervorgerufen.

Sie verläuft in **4 Stadien**:

1. **Anschoppung** *(**Exsudat** in den Alveolarräumen),*
2. **rote** Hepatisation *(zerfallende **Erys** im Alveolarraum),*
3. **graue** Hepatisation *(**Leukos** im Alveolarraum)*
4. **Lysis** *(**Verflüssigung** und **Abhusten**).*

Befunde:

- Hohes Fieber;
- Nasenflügelatmung;
- Knisterrasseln
- rostbraunes Sputum
- Stimmfremitus und Bronchophonie verstärkt

Atypische Pneumonien

werden hervorgerufen von

- anderen Bakterien *(Staphylokokken; Bacillus anthracis, Legionellen etc.)*
- **Viren *(SARS),***
- **Mykoplasmen *(Chlamydia psittaci),***
- **Pilzen** *(Aspergillosen)* oder
- **Protozoen *(Pneumocystis carinii)*.**

Asthma bronchiale

ist eine **anfallsweise** Atemnot
von
meist **allergischer** Genese.

☞ Das extrinsische Asthma tritt auch aus psychosomatischen Gründen auf.

Es kommt beim Asthma zu einer

- **Kontraktion** der **glatten Muskulatur** der **kleinen** Bronchien,
- zu einem **Ödem** des **Flimmerepithels** (*Schleimhautödem*)
- und zur **Produktion** von **zähflüssigem Schleim**.

Das **Leitsymptom** ist die **expiratorische Dyspnoe**.

Die Patienten haben

im **Blut** und im **Sputum**,

- eine **Erhöhung der Eosinophilen**,

im **Auswurf**

- **Curschmann-Spiralen** und
- **Charcot-Leyden-Kristalle**.

Auskultationsbefund:

- Giemen,
- Pfeifen und
- Brummen

Komplikationen:

Der **Status asthmaticus** ist eine **lebensbedrohliche Komplikation,** bei der die Atemnot **anhält.**

Der Patient kann am **Rechtsherzversagen** und **Hypovolämie** sterben.

Weitere Komplikationen:

(*bei längerer Krankheitsgeschichte*)

Bronchitiden,
Pneumonien.

Tuberkulose:

- **Mykobakterium tuberkulosis** ➠
- **Mykobakterium afrikanum** ➠
- **Mykobakterium bovis** ➠

verbreitet sich durch **Tröpfcheninfektion**.

Zunächst kommt es zur **Ausbildung des Primärkomplexes:**

die **Inokulationsstelle** und der **regionale Lymphknoten verkäst** (und **verkalkt eventuell** später.)

Bei **zunächst guter** Abwehrlage kann es **nach Jahrzehnten** zu einer **Reaktivierung** kommen: ➠ **Postprimär-Tbc.**

Bei **schlechter Abwehrlage** kommt es zur Ausbildung von **vielen kleinen Verkäsungsherden nicht nur** in der **Lunge**: ➠ **Miliartbc**

Die Tbc kann sich an allen Organen manifestieren:

Knochen	➠	Gibbus
Haut	➠	apfelgeleefarbene Knötchen
Meningen	➠	basale Menigitis
Niere	➠	„sterile Leukozyturie“
Darm		

Lungentumore:

Das
Bronchial-Ca
ist das
häufigste Malignom.

Rauchen stellt einen wesentlichen Kofaktor dar.
Leitsymptom: blutiges Sputum

Der bösartige Tumor der **Pleura** heißt **Pleuramesotheliom**.

Silikosen:

Bei einer **dauernden Inhalation** von **Quarzstaub** oder von **Asbest** kommt es zum **bindegewebigen Umbau** von **Lungengewebe.** = **Lungenfibrose**

Kennzeichen: **verminderte Vitalkapazität**
(restriktive Ventilationsstörung)

Komplikation: ⚠ Silikotuberkulose

Spicker			je 5.- €
Habe ich schon		fehlt mir	
	Spicker LABORWERTE		
	Spicker Psychiatrie Systematik		
	Spicker Psychiatrie Medikamente		
	NEU! Spicker allg. Gesetzeskunde		
	NEU! Spicker Gesetzeskunde/IfSG		
	Spicker Kinderentwicklung		
	Spicker Untersuchung ...		
	... allgemeine körperliche		
	... spezielle Herz/Kreislauf		
	... spezielle Niere		
	... spezielle Lunge		
	... spezielle Abdomen		
	... spezielle Nerven		
	... spezielle Bewegungsapparat		
	Die Serie wird laufend erweitert!		
POSTER			19,8 €
	POSTER der Infektionskrankheiten IfSG 📖 siehe Seite 184		

Porto und Versand:
Innerhalb Deutschlands beliefern wir Endkunden mit unseren Bücher **portofrei**!
Bei den **Spickern** ist die Handarbeit und das Porto der teuerste Faktor. Deshalb gilt hier, daß wir bis 8 Spicker Porto berechnen. Ab 8 Spicker liefern wir auch hier portofrei innerhalb Deutschlands.
Wer Bücher (auch eines) bestellt und Spicker, bekommt die Spicker natürlich auch portofrei.
Bei den **Postern** haben wir jetzt wieder eine Portosituation. Wieviel Porto wir jeweils berechnen müssen, hängt von den Tarifen unserer Spediteure ab. Hier müssen wir eben leider schlucken, was die uns diktieren.

Bei Bestellungen außerhalb Deutschlands müssen wir prinzipiell Porto berechnen. Es sind zwar oft nur ein paar hundert Kilometer, aber bei den Gebühren wird die Post wohl erst mit einer Rakete befördert. Das erklärt dann auch die teilweise recht langen Wartezeiten.
Speziell zur Schweiz gelten manchmal extreme Wartezeiten, da sich der schweizer Zoll der Lieferung annimmt.
Merke: Die Schweiz ist die Heimat der bundesdeutschen Bürokratie!

VERDAUUNGSSYSTEM

Der histologische Aufbau des
Darmrohrs
ist im ganzen
Verdauungstrakt
gleich.

Von Innen nach Außen:

Mukosa
Schleimhaut

- **Epithelschicht**
- **Lamina propria**
- **Muscularis mucosa**

Submukosa

Muscularis
Muskelschicht

- **Ringmuskelschicht** *innen*
- **Längsmuskelschicht** *außen*

Adventitia

Die **Epithelschicht** variiert je nach Station	***Magendrüsen*** ***Zotten*** ***Krypten***
Die **Lamina propria** enthält	**Lymphozyten**
Die **Muscularis mucosa** bewegt die	**Schleimhaut** ***unabhängig von der*** ***Peristaltik***
In der **Submukosa** liegt der	**Meißnersche Plexus** ***Vegetative Nerven*** *zur Steuerung der* ***Mukosa***
Zwischen der **Ring-** und **Längsmuskelschicht** liegt der	**Auerbachsche Plexus**. ***Vegetative Nerven*** ***zur Steuerung der*** ***Darmperistaltik***.

Der Ösophagus

ist etwa

22 — **30 cm lang**

und

leitet die **Speise** in den **Magen**.

Entfernung Zahnreihe – Kardia: ca. 40 cm

muskulärer Schlauch

Es gibt **3** Ösophagus**engen**:

- am **Kehlkopf**,
- an der **Kreuzung** mit der **Aorta**
- und am **Mageneingang**.

Der **KARDIASPINCTER** besteht aus folgenden Komponenten:

- dem **Wringverschluß**
- der **Laimerschen Membran**
- dem **venösen Gefäßplexus** *(Sperrvenen)*
- Dem **His'schen Winkel**
  schräge Einmündung des Ösophagus in den Magen
- und der **Zwerchfellkontraktion**

- 3(Schleim)-Haut - Muskelschichten ...

Magen:

Der Magen liegt **intraperitoneal.**

Im Magen erfolgt ein **enzymatischer Abbau** von ➠ **Eiweiß** durch den **Magensaft**.

Der **Magensaft** enthält

- **Säure** (HCl)
  aus den **Beleg**zellen,
- **Pepsin** ↙ wandelt Pepsinogen in
  (als ***Vorstufe Pepsinogen gespeichert****)*
  aus den **Haupt**zellen. [illegible] ... !!!
- **Schleim** = Muzin
  aus den **Nebenzellen**
  Zum Schutz des
  Magenepithels vor **Selbstverdauung.**

Zusätzlich wird **im Antrum** der sog.

- **Intrinsic-Faktor** produziert,
  der nötig ist, um
  Vitamin B 12 zu **resorbieren**.
  ↑ im Dünndarm

Die Magensaft**sekretion** / Magenmotilität↑ /
wird durch das **Hormon**
Gastrin (aus den G-Zellen)
angeregt.

Der **Dünndarm**

wird unterteilt in das

- **Duodenum** *(Zwölffingerdarm)* ➡ retroperitoneal,
- das **Jejunum** ➡ intraperitoneal
- das **Ileum** ➡ intraperitoneal

Das **Dünndarmepithel** bildet innen

- **Kerckring - Falten,**
- **Zotten und Krypten**
- sowie **Mikrovilli.**

  Sie dienen der **Vergrößerung** der **resorbierenden Fläche.**

Die gesamte Oberfläche des Darms kann bis 120 m^2 betragen.

Das **Duodenum** liegt ➠ **retroperitoneal**

Hier **mündet** der

Gallengang
(Dct. choledochus)
und der
Pankreasgang

☞ ☞ **gemeinsam** auf der **Papilla Vateri**.

Die Papilla Vateri wird durch den glattmuskulären Sphincter Oddi verschlossen.

Die **Hauptverdauung** und **Hauptresorption** findet im Duodenum statt.

Das **Jejunum** und das **Ileum** liegen ➠ **intraperitoneal**.

Der
letzte Abschnitt
des
Ileums
(das ***terminale*** *Ileum)*
enthält die
Peyerschen Plaques
(Lymphfollikel).

Der **Dünndarminhalt** wird durch die ➠ **Bauhinsche Klappe** in den

⬇

Dickdarm
(*Colon ascendens*)
weitergeleitet.

Der **Dickdarm**

ist, im
Gegensatz
zum
Dünndarm
reichlich bakteriell besiedelt.

Der **Hauptkeim** ist
E.coli.

Die physiologische **Dickdarmflora** ist wichtig für die

- **Verdauung** von **langkettigen Kohlehydraten** (***Ballaststoffen***),
- für die **Ernährung des Dickdarmepithels**
- und für die **Synthese von Vitamin K.**

➡ **Vitamin K** ist ein **Baustoff** für **Gerinnungsfaktoren.**

Der Dickdarm hat, **im Gegensatz** zum **Dünndarm:**

- **nur 3 Längsmuskelbänder (Taenien)**
  (anstatt eine komplette Längsmuskelschicht)
- **Fettanhängsel,**
  (Appendices epiploicae)
- **Haustren,**
- und **Krypten** mit viel schleimproduzierenden **Becherzellen.**

Der Dickdarm hat keine Zotten.

Der **aufsteigende** Ast des Kolons ➠ *(Colon **ascendens**)*,
sowie der **absteigende** Ast des Kolons ➠ *(Colon **descendens**)* liegen **retroperitoneal,**

Der Rest, nämlich

Blinddarm ➠ *(Caecum)*,
Colon transversum ➠ und
Colon sigmoideum ➠ liegt **intraperitoneal**

Das **Rektum** liegt ➠ **extraperitoneal**.

Merke:

retroperitoneal liegen:

- Duodenum /Niere/Nebenniere
- Colon ascendens Vena cava inferior
- Colon descendens
- Pankreas /Bauchaorta

+ Harnorgane retro + bzw. extraperitoneal (Harnblase/Harnleiter)

extraperitoneal liegt:

- das Rektum.

Alle anderen **Verdauungs**organe der Bauchhöhle liegen

intraperitoneal.

Ma, Milz, Leber
Dünndarm-Anteile
Colon transversum
Colon sigmoideum

Den **Abschluß** des Darmrohrs bildet der **4 cm** lange → **Analkanal.**

Im **Analkanal** befinden sich **Venenpolster**. *(Plexus hämorrhoidalis)*

Diese Venen können bei **variköser Umbildung** “**Hämorrhoiden**“ bilden.

Die **Bauchspeicheldrüse** ***(Pankreas)*** liegt → **retroperitoneal**

Sie produziert die **meisten Verdauungssäfte**.

Bei einem **Ausfall** des **exokrinen Pankreas** resultiert ein sog. → **Fettstuhl** mit **Maldigestion**

Die
Bauchspeicheldrüse
wird durch das Hormon
Sekretin
angeregt.

Ferner enthält die **Bauchspeicheldrüse** das ➠ **Inselorgan (*endokrin*).**

In diesen
Langerhans'schen Inseln
wird
Insulin
produziert.

Alle **Venen** der **Verdauungsorgane** *(alle unpaaren Bauchorgane)* sowie die Milzvene münden in die ➠ **Pfortader**.

Die **Pfortader** mündet in die ➠ **Leber**.

Die
Leber
filtert das
Blut.

Die **Leber** besteht aus ➡ **2 Leberlappen**
und liegt ➡ **intraperitoneal.**

Sie ist für die
Blutzusammensetzung
(Zucker, Eiweißgehalt etc.)
verantwortlich
(Organ des Intermediärstoffwechsels).

Histologisch ist die Leber aufgebaut aus ➡ **Leberläppchen.**

In der Mitte der Leberläppchen liegt die ➡ **Zentralvene.**

Zwischen den Leberläppchen, in den Portalfeldern befindet sich die sog. ➡ **Glissonsche Trias:**

Jeweils ein Ast der
- A. hepatica,

ein Ast der
- Pfortader
- und ein Gallengang

Als Verdauungs**drüse** **produziert** sie die ➡ **Galle.**

Die **Galle** wird gespeichert in der ➡ **Gallenblase**

Der **Gallenfluß** wird angeregt durch das Hormon ➡ **Cholezystokinin**

Die extrahepatischen Gallenwege:

Bei einem Verschluß des	➠ **Dct. hepaticus** ➠ **Dct. choledochus**	kann es zu einem	**Ikterus** kommen
Jedoch **nicht** bei einem Verschluß des	➠ **Dct. cysticus.**	Hier kommt es nur zu	Koliken und Gallenblasen-entleerungsstörungen

Verdauung von Nährstoffen:

Kohlenhydrate *(Zucker, Stärke, etc.)* werden im

- **Mund** und im
- **Duodenum** **gespalten**.

(Enzym: Amylase; Ptyalin)

Eiweiße werden im

- **Magen** *(Pepsin)*
- und im **Duodenum** **gespalten**.

Fette werden **nur** im

- **Duodenum** **gespalten**.

(Lipase)

Zur **Fettspaltung** sind **Gallensäuren** nötig.

Ösophagus-Divertikel:

Das
Zenkersche Divertikel
befindet sich im
Halsbereich
an der
ersten Ösophagusenge
(*Ösophagusmund*).

Das **Ösophaguskarzinom**

Leitsymptom ist die

- **Dysphagie**
  (das Gefühl, daß die Speise an einem bestimmten Punkt steckenbleibt) ,
- **Gewichtsabnahme**
- und ev. **Regurgitationen**.

Jede
Dysphagie
im
fortgeschrittenen Alter
ist
karzinomverdächtig.

Bei der **Ulkuskrankheit**

unterscheidet man

○ **Duodenal**-ulkus	**Magen**-ulkus ●
Patienten, die ein **Duodenal**ulkus haben, sind in der Regel	Patienten, die ein **Magenulkus** haben, sind meist
○ **jünger**, ⇌	**älter**, ●
○ neigen zur **Obstipation** ⇌	**fühlen sich krank**, ●
○ und haben **wenig veränderte Laborwerte**. ⇌	haben **ev, Fieber** und eine **erhöhte Senkung**. ●
	Facies gastrica ●
Das Duodenalulcus ist u.a. psychosomatisch ausgelöst; die Patienten neigen zur Dissimulation.	Das **Magenulkus** kann **entarten**; Es kann zu **Magenausgangsstenosen** führen

Bei beiden Ulkusformen ist der **Campylobacter pylori** beteiligt

Allgemeine **Komplikationen** eines Ulkus:

- **Perforation**,
- **Penetration** *(Einbruch in andere benachbarte Organe),*
- und **Blutung**

Das Magen-Ca:

Ein **erhöhtes Risiko** haben Patienten, die

- **magenreseziert** sind,
- Patienten mit vielen **Magenpolypen** und Patienten mit
- **perniziöser Anämie** *(chronisch atrophische Gastritis)*
- und Patienten mit **Ulcera**.

Ein Magen-Ca kann sich durch die sog.

Virchowsche Drüse

bemerkbar machen.
Die **Virchowsche Drüse** ist ein
schmerzlos vergrößerter Lymphknoten links,
direkt über dem
medialen Ende der Clavicula.

Das

Magen-**Früh**karzinom

ist ein Karzinom,
das **auf die Schleimhaut beschränkt** ist.
Es ist **heilbar**.

Bei der Magenhernie unterscheidet man die

- **Paraösophageale** Hernie und
- die **axiale** Gleithernie.

Sie betreffen vornehmlich ältere Patienten.

Leitsymptome der Gleithernie:

- **Sodbrennen** und
- **Reflux**
- ➡ die sich **beim Hinlegen verstärken**.

Bei der **einheimische Sprue** *(Erwachsenenform)* und der **Zöliakie** *(kindliche Form):*

handelt es sich um eine

Allergie
auf
Gluten.
(Getreidebestandteile)

Es liegt eine
Malabsorption
vor.

Der **M. Crohn**:

Diese Krankheit tritt
bevorzugt
im
terminalen Ileum
auf.

Die Erkrankung kann sich im **ganzen Magen-Darm-Trakt** ausbreiten.

Der M. Crohn befällt
alle Wandschichten des **Darms**
(transmurale Entzündungen).

Es besteht eine
Neigung
zur
Fistelbildung.
Die Fisteln treten gerne perianal auf.

Im **Röntgenbild** sieht man
- segmentale Stenosen
- und eine **Wandstarre**.

Endoskopisch
- ist ein **Pflastersteinrelief** erkennbar.

Im Rahmen dieser Erkrankung treten **noch weitere, extraintestinale Symptome** von seiten der
- **Haut**,
- Auge
- **Leber** und der
- **Gelenke** auf.

Der M. Crohn ist u. a.
psychosomatisch
verursacht.

Die Colitis ulcerosa:

diese Krankheit tritt
bevorzugt
im

Dickdarm

(Rektum)
auf.

Die Erkrankung ist auf die
Mukosa
beschränkt.

Endoskopisch
kommt es zur Bildung von
Pseudopolypen.

Es treten
blutig-eitrige
Durchfälle
auf, und es besteht ein

erhöhtes Karzinomrisiko.

Die Colitis ulcerosa ist
psychosomatisch
ausgelöst.

Das
Dickdarmkarzinom

entsteht **oft**
auf dem Boden von
Polypen;
insbesondere neigen
villöse Polypen
zur Entartung

Leitsymptom
ist der

- **Wechsel** von **Verstopfung** und **Durchfall**
- mit **okkultem** *(verborgenes)* **Blut im Stuhl,**
- sowie **Änderung der Stuhlgewohnheiten.**

Es kann eine
Eisenmangelanämie
auftreten.

Die akute **Appendizitis:**

Leitsymptom ist der

- **Druckschmerz** ➠ am
  McBurneyschen Punkt
  (die halbe Strecke zwischen Nabel und rechten Hüftknochen Spina iliaca anterior superior)
  und der
- **Druckschmerz** ➠ am
  Lanzschen Punkt
  (rechtes Drittel d. Abstands d. beiden Hüftknochen),
  sowie der
- **Loslaßschmerz** ➠ weist auf eine **Beteiligung** des **Bauchfells** hin
- **gekreuzte Loslaßschmerz** (*die spiegelbildlichen Punkte der Appendixdiagnostik links*). ➠ weist auf eine **drohende Perforation** hin!

Ferner hat der Patient

- **Fieber,**
  die rektale-axilläre Temperaturdifferenz beträgt mehr als 1 °C
- eine **beschleunigte Senkung**,
- **Leukozytose** und
- **Schmerzen** im **Douglas-Raum** bei **rektaler Austastung**.

Weiterhin ist das

- **Rovsing-Zeichen positiv**
  Schmerzen beim retrograden Ausstreichen des Colon ascendens
- **Psoas-Zeichen positiv**
  Schmerzen bei der aktiven Beugung des rechten Beins im Hüftgelenk.

Die **akute Pankreatitis**

stellt eine Autodigestion dar.
Sie hat als
Leitsymptom
den
Gummibauch
*(eine **elastische Bauchdeckenspannung**)*.

Therapie:

- **Magenschlauch**
- und **absolute Nahrungskarenz**.

Bei der
akuten
Pankreatitis besteht
Schockgefahr.

Das **Pankreas-Ca**

macht sich durch einen
Verschluß
der
Gallenwege
bemerkbar.

Die **Gallenblase** ist
schmerzlos vergrößert
tastbar
(Courvoisiersches Zeichen).

Leberkrankheiten:

Die
Virushepatitis
wird durch
Hepatitisviren
der Gruppe
A, B, C, D oder E
hervorgerufen

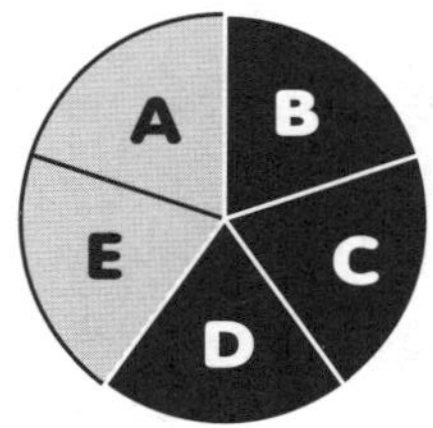

Übertragung		Die Komplikationen:
fäkal-oral	**Hepatitis A** und **E**	Hier kann es zum **akuten Leberzerfallskoma** kommen, aber **nie** zu **chronischen** Komplikationen.
vorwiegend parenteral.	**Hepatitis B, C** und **D**	Bei diesen Hepatitisformen kann es zusätzlich zur **chronisch aggressiven** oder zur **chronisch persistierenden Hepatitis** kommen.

Der Ikterus

Kann auch ohne deutlich sichtbare Verfärbung der Skleren einhergehen

Ursachen:

Prähepatisch:	●	vermehrte Hämolyse; z. B. Malaria oder hämolytische Anämien *(indirektes Bilirubin vermehrt)*
Intrahepatisch:	●	Leberzellschäden
Posthepatisch :	●	Cholestase *(direktes Bilirubin vermehrt – Juckreiz!)*

Die Leberzirrhose:

Hauptursache:	●	Alkohol
Weitere Ursachen:	❍	Toxine (*Knollenblätterpilz, Medikamente*)
	❍	Rechtsherzinsuffizienz
	❍	Chronische Hepatitiden
	❍	M. Wilson
	❍	Hämochromatose
Kennzeichen:	➠	Ikterus
	➠	Spider naevi
	➠	Palmar- und Plantar-Erythem
	➠	Bauchglatze und Gynäkomastie beim Mann
	➠	Dupuytrensche Kontraktur
	➠	weiße Nägel
	➠	Lackzunge

Das Leberkoma

- Lebergeruch in der Ausatemluft
- Hepatische Encephalopathie aufgrund der hohen NH_3-Werte im Blut
- Verminderte Reflexe und Schläfrigkeit, besonders nach Eiweißmahlzeiten (NH_3!) oder nach
- Blutungen in den Magen-Darm-Trakt

Der Pfortaderhochdruck

Ursachen:

prähepatisch:	➠	Pfortaderthrombose z. B. bei Polyzythämia vera
Intrahepatisch	➠	z. B. bei Leberzirrhose, Infiltration der Portalfelder bei Leukosen
Posthepatisch	➠	Perikarditis, Rechtsherzinsuffizinez

Klinische Erscheinungen:

- Ösophagusvarizen
- Hämorrhoiden
- Caput medusae

Jeder Pfortaderhochdruck geht mit einem

Ascites

einher;

meistens ist auch eine

Milzschwellung

tastbar.

Gallensteine:

Komplikationen von
Gallensteinen
sind:

- **Gallenblasenentzündung**,
- **Koliken**
- **Karzinom der Gallenblase,**
- **Perforation** in die **freie Bauchhöhle**
- oder **Penetration** in das
  - **Duodenum oder ins**
  - **Colon**.

Penetrierte Steine können einen
paralytischen Ileus
im
terminalen Ileum
verursachen.

Ileus

Absoluter Notfall!

Kennzeichen:

bretthartes Bauch;

im **Röntgenbild**

Spiegelbildung

		Mögliche Ursachen
Mechanischer Ileus:	klingende Darmgeräusche	● Steine ● Tumore ● Wurmileus ● Briden
Paralytischer Ileus:	Auskultatorische Totenstille	○ reflektorisch bei Uretersteinen, ○ Acidose oder ○ Vergiftungen

Vitamine

Die Vitamine

E

D

K

und

A

sind **fettlöslich**.

Überdosiserscheinungen sind möglich bei

A ➠ *Hyperkeratosen*

D ➠ *Nierenschäden*

Mangelerscheinungen

A ➠ • **Nachblindheit**

$\mathbf{B_1}$ ➠ • **Beri-Beri**

C ➠ • **Skorbut**

$\mathbf{B_{12}}$ ➠ • Ein Mangel kann durch das Fehlen des Intrinsic-Faktors hervorgerufen werden *(Perniziöse Anämie)* und führt zur **megaloblastären Anämie** und zu Schäden an den **Schwannschen Zellen** der Nerven.

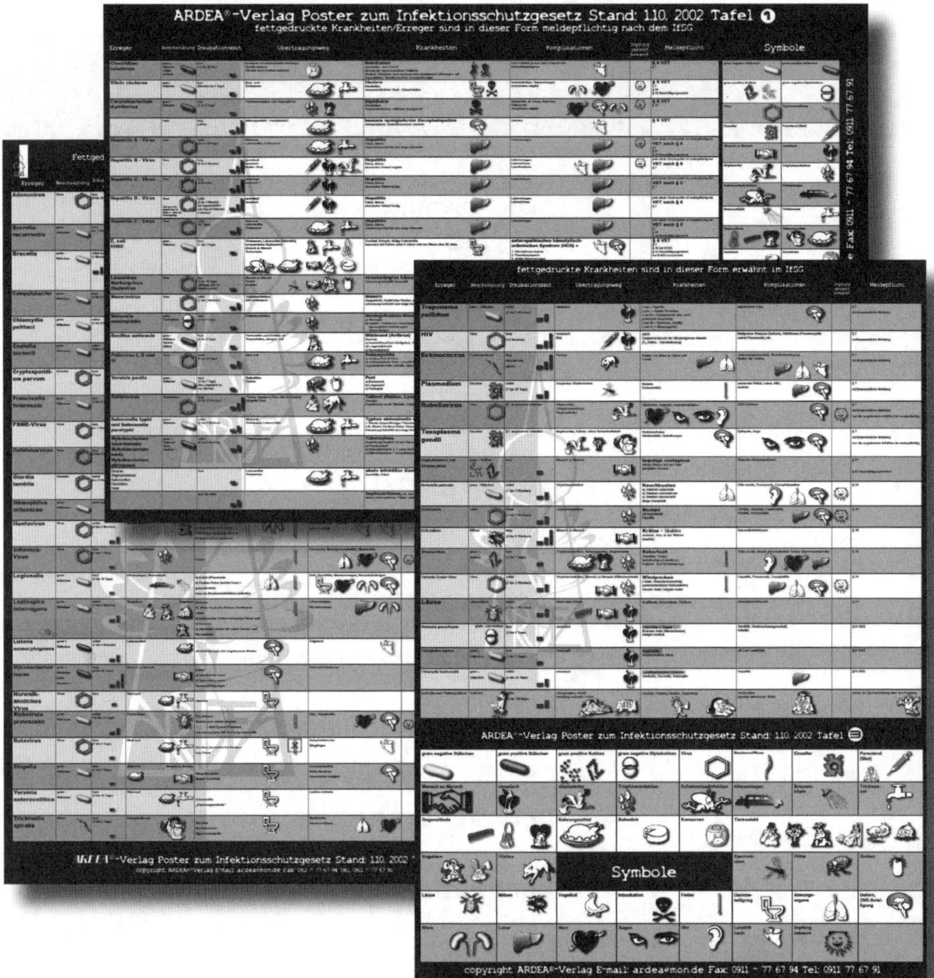

Unsere **Poster der Infektionskrankheiten**

Auf drei Poster verteilt im passenden zum-auf-die-Tür-kleben-Format (ca 50x70) nach der besten und einzigen Systematik strukturiert, die sich für das Infektionsschutzgesetz überhaupt noch finden läßt. Alle drei Poster (Schwarz/weiß) zusammen sind ein Satz. Ein Satz kostet (noch) 19,80 Euro zuzüglich **einmal** Porto. Wenn Sie sich zusammentun und mehrere Sätze bestellen, sparen Sie sich das Porto.

Zu bestellen direkt beim Verlag:

Tel: 0911-77 67 91 Fax: 0911-77 67 94 oder per mail ardea@mon.de

Stoffwechsel

Stoffwechselkrankheiten

Gicht:

Bei der Gicht kommt es zu ➡ **erhöhten Harnsäurewerten** im **Blut**.

Harnsäure entsteht beim ➡ **Abbau von Zellkernen** (*Purine*).

1 Der Gicht-**anfall** ➡ ist eine **Gelenksentzündung** ***Arthritis***,
➡ meist am **Großzehengrundgelenk**. *(Podagra)*.

Auslöser u. a.

- **Eß- und Trinkgelage (Alkohol)** und durch
- **Fasten**

Beim Gichtanfall selbst ist der Harnsäurespiegel im Blut nicht zwangsläufig pathologisch verändert;

Sicherung der Diagnose ev. über **Gelenkspunktat**.

2 Die **latente Gicht** ➡ Erhöhung der Harnsäurewerte auf **über 7 mg%** **ohne weitere klinische Symptome**

3 Die **chronische Gicht** ➡ sichtbare Ablagerungen der Harnsäure in Form von **Tophi** oft am Ohr

Man empfiehlt dem Patienten allgemein eine
purinarme Kost
(*keine Innereien, Wurzelgemüse, Pilze, Alkohol - auch kein alkoholfreies Bier*) Hülsenfrüchte
und **viel (*Mineralwasser*) zu trinken**.

Kein: Spinat, Spargel, Karpfen, Sardinen

Der Diabetes mellitus

Man unterscheidet einen

Diabetes Typ I		Diabetes Typ II
*(**juveniler** Diabetes)*		*(**Alters**diabetes).*
Beim **juvenilen** Diabetes liegt ein **absoluter Mangel** an **Insulin** vor.		Beim **Diabetes Typ II** liegt ein **vermindertes Ansprechen** der **Rezeptoren** auf **Insulin** vor.
Es muß deshalb **ständig Insulin substituiert** werden.	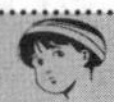	Man kann hier durch **Diät** und körperliche Bewegung mehr erreichen.
Der Diabetes Typ I manifestiert sich häufig im Anschluß an virale Infektionen *(Mumps, Masern etc.)*		

Allgemeine klinische Frühzeichen eines Diabetes:

- Poly-**urie** und
- Poly-**dipsie**

Komplikationen

1 Komata.

Man unterscheidet das

ketoacidotische Koma.

Es kommt beim Diabetes **Typ I** vor.

Es geht einher mit

- **trockener, überwärmter Haut** und **Schleimhaut**
- sowie einer **Kussmaulschen Atmung**. Die Ausatemluft des Patienten riecht nach **Aceton** bzw. **obstähnlich**.
- Der Patient ist hypovolämisch.
- d. Augenbulbi sind weich
- der Puls ist tachykard
- der Blutdruck niedrig.

Es werden Blutzuckerwerte zwischen 300 und 450 mg% erreicht.

hyperosmolare Koma.

Es kommt beim Diabetes **Typ II** vor

Wir finden im wesentlichen eine **unspezifische cerebrale Symptomatik** ***(Krämpfe, Bewußtseinsstörungen etc.)***.

Die Blutzuckerwerte können hier wesentlich höher liegen *(bis 1000 mg%)*.

2 Retinopathia diabetica

Netzhautveränderungen des Auges = ***Mikroangiopathie***
Zusätzlich: diabetischer Katarakt *Diabetes Typ I*

3 Glomerulosklerose Kimmelstiel-Wilson

mit = ***Mikroangiopathie***
Ausbildung eines *Diabetes Typ I*
nephrotischen Syndroms

4 Neuropathia diabetica:

handschuh- = ***Mikroangiopathie***
und *Diabetes Typ I*
strumpfförmige Polyneuropathien,

Kennzeichen:

- **nächtlich brennende Fußsohlen**
  burning feet
- restless legs
- symmetrische Reflexausfälle
- Muskelatrophien

und die Ausbildung von

5 Arteriosklerose

= ***Makroangiopathie***
hauptsächlich beim
Diabetes Typ II

Therapie

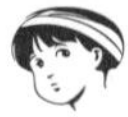

- Körperliche Bewegung
- Ernährung
- Insulin (*im Fall des Diabetes Typ I*)
- Fußpflege
- Keine Heizkissen

Fettstoffwechselstörungen

Chylomikronen	➠	transportieren **Nahrungsfette**	➠	über die Lymphe zur **Leber**. Die Leber wandelt sie in **VLDL** um
VLDL	➠	transportieren **Cholesterin** und **Triglyceride**	➠	zu den **Zellen**.

Wenn das meiste Triglycerid abgebaut ist, bleiben ➠ **LDL** übrig.

Die **LDL** enthalten hauptsächlich **Cholesterin**.

Beim Vorliegen einer
Hypercholesterinämie mit **Erhöhung**
der
LDL
ist mit der Entwicklung von
Arteriosklerose
zu rechnen

Wenn das **Cholesterin** (*weitestgehend*) verbraucht ist, entstehen aus den ➠ **LDL** ➠ **HDL**

Eine hohe Anzahl an HDL bedingt immer eine niedrige Anzahl an LDL
(Schutzfaktor vor Arteriosklerose!)

Therapie:

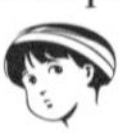

Zufuhr von **ungesättigten Fetten** vermindert den

- Blutcholesterinspiegel und die
- LDL.

NIERE

Zu den Harnorganen gehören:

- **Niere,**
- **Ureter,**
- **Harnblase,**
- **Urethra .**

Alle Harnorgane liegen ➡ **retro-**, bzw. **extraperitoneal.**

Die **Niere** ist **atemverschieblich** und von einer

Organkapsel umgeben.

Um die **Organkapsel** und um die **Neben**niere

liegt die **Fettkapsel.**
Die Fettkapsel ist über dem Fasciensack am Zwerchfell angewachsen.

Der

Nierenhilus

*(**Ein**- und **Aus**trittspunkt der **Gefäße**)*

liegt etwa in Höhe des

1. Lendenwirbels.

Feinbau der Niere:

Die
kleinste physiologische Einheit
der
Niere
ist das

Nephron.

Es besteht aus

- **Bowmanscher Kapsel,**
- **proximalem Tubulus,**
- **Henlescher Schleife,** und
- **distalem Tubulus.**

⇓

An den **distalen Tubulus** schließt sich als **Ableitungssystem** das

- **Sammelrohr** an.

Alle **Sammelrohre** münden ins

⇓

- **Nierenbecken.**

In die
Bowman'sche Kapsel
ragen
Kapillarschlingen:
die

Glomerulumschlingen.

Die efferenten **Gefäße** der Glomerulumschlingen bilden
in der **Rinde** ein
2. Kapillarsystem, bevor sie über die
Nierenvenen
drainiert werden.

Die
Glomerulumschlingen
mit der
Bowmanschen Kapsel
drumherum,
sowie der
proximale Tubulus
und der
distale Tubulus

liegen in der
Nieren**rinde**.

Die
Henlesche Schleife
und das Gros der
Sammelrohre

liegen im
Nieren**mark**.

Physiologische Aufgaben

Die **Glomerulumschlingen** **filtrieren** das **Blut** *(glomeruläre Filtrationsrate etwa **120 ml/Min.**)*	=	**Ultrafiltrat.**

Der Filter besteht aus den

- Endothel-Poren,
- der Basalmembran
- und den Podozyten.

Das

➠ **Ultrafiltrat**

wird durch die

➠ **Bowmansche Kapsel**

aufgefangen
und an den

➠ **proximalen** Tubulus

weitergeleitet.

Der
proximale Tubulus

selektiert
die **Substanzen**, die

ausgeschieden werden sollen	von denen, die ⇄	**wieder** in den Körper **aufgenommen** werden sollen.

***(Resorption** und **Sekretion)**.*

Beispiel: Glucose kann bis zu einer Konzentration von 180 mg% vollständig wieder resorbiert werden.

In der
Henle'schen Schleife
(***Nierenmark***)
erfolgt eine
Konzentration
des
Tubulusinhalts
(Wasserresorption)
nach dem
Haarnadelgegenstromprinzip.

Dadurch kann (*bei Anwesenheit von **ADH***)
Wasser aus den Sammelrohren resorbiert werden.

Im
distalen Tubulus

findet die

Feineinstellung

der

Konzentration

der

Elektrolyte

statt.

Im **SAMMELROHR** kann mittels **ADH**
(aus dem Hypophysenhinterlappen)
nochmals
Wasser
zurückresorbiert werden.

Der juxtaglomeruläre Apparat

Macula densa des **distalen Tubulus** und das **Polkissen** des **Vas afferens**

bilden zusammen den

juxtaglomerulären Apparat.

Wenn das

Nephron

schlecht durchblutet
wird, schüttet der

juxtaglomeruläre Apparat

das **Hormon**

⬇

Renin

aus.

Renin
setzt das Hormon

⬇

Angiotensin

frei.

Angiotensin

⬇

erhöht
den
Blutdruck
durch
Konstriktion
(Zusammenziehen)

peripherer Arteriolen

(„weißer Hochdruck“)

Der
Urin
fließt über die
Sammelrohre

ins
Nierenbecken,

Von dort durch die
Harnleiter
(Ureteren)
in die

Blase.

Die
Blase
ist ein
Hohlkörper
aus
glatter Muskulatur
(M. detrusor vesicae),
der sich bei der
Miktion
kontrahiert.

Alle
harnableitenden Wege
sind mit
Übergangsepithel
ausgekleidet und gut innerviert.

Direkt am
Blasenausgang
ist ein
glattmuskulärer Sphincter .
(***unwillkürlich*** *innerviert*)

Am Durchtritt durch den muskulären Beckenboden
befindet sich ein
2. Sphincter,
der **quergestreift** ist
(***willkürlich*** *innerviert*).

Bei der Miktion sind also 3 Nerven aktiv:

1. Der **Sympathikus**,
2. der **Parasympathikus**
3. und der **N. pudendus** (*willkürlicher Beckenbodennerv*)

Die
Urethra
(***Harnröhre***)
leitet den Urin aus der Blase **nach außen ab**.
Beim Mann liegt die Prostata unterhalb der Blase und umfaßt die Urethra.

Urinbefunde

Der normale
Nüchternurin
(Morgenurin)
enthält

weder Eiweiß noch Glucose.

Befund	weist hin auf	Ursache
• **Bilirubin** oder	➠	**Leberfunktionsstörung**
• **Urobilinogen**	➠	
• **Blut**	➠	**Entzündungen** oder nach
	➠	**intensiver sportlicher Betätigung**
• **Leukozyten im Sediment**	➠	**Entzündung.**
• **Bakterien** *(ohne Leukos)*	➠	**Verunreinigung**
• Ab einer Keimzahl von 100.000 pro ml Urin	➠	ist eine Infektion wahrscheinlich.
• **Nitrat**	➠	Infektion mit **E. coli**

Krankheiten der Harnorgane

Eine
Blasenentzündung
macht sich durch

- **Brennen** beim **Wasserlassen**,
- **Pollakisurie** *(häufiges Wasserlassen, kleine Mengen)* und meist noch durch
- **Nykturie** *(nächtliches Wasserlassen)* bemerkbar.

☞ Sie geht **ohne Fieber** einher.

Ursachen:

- Aufsteigende **Infektion** mit **Darmkeimen**
- **Blasentumor** oder **Blasenstein**
- **Restharn** bei **Prostatahyperplasie**
- **Tumore** des **Sigmas**
- **Divertikulitis**
- **M. Crohn** mit **Blasenfistelbildung**

Glomerulonephritis

Die Glomerulonephritis ist eine
Entzündung
der
Glomerulumschlingen.

Die chronische Form heißt

nephrotisches Syndrom.

Charakteristisch ist die **Trias**:

- **Proteinurie,**
- **Hypoalbuminämie** *(zu wenig Albumin im Blut)* und
- **Hyperlipidämie** *(zu viel LDL im Blut).*

Sie entsteht gern im Anschluß an eine
Infektion
mit
β-hämolysierenden Streptokokken
(*pyogene Streptokokken*)
(z. B. Angina tonsillaris, Scharlach).

Klinische Kennzeichen:

AKUTFORM	CHRONISCHE FORM
Augenlidödeme	• Ödeme und • chronischer Eiweißverlust

Durch die **LDL-Erhöhung** verstärktes **Arteriosklerose-Risiko**.

Nierenkolik

Eine **Nierenkolik** kann durch

- **Steine**,
- **Thromben,**
- **Gewebestückchen** *(bei der Nierenpapillennekrose)* oder
- **Blutkoagel** entstehen,

↓

die den **Abfluß des Urins** aus dem **Ureter** **verhindern**.

Der **Schmerz** kann in die **Leiste** ausstrahlen und wird in der Regel **subjektiv** als **sehr stark** empfunden.

Steine:

Es gibt:

• Oxalsäuresteine	⇐	*Spinat, Rhabarber, Schokolade*
• Harnsäuresteine	⇐	*bei der Gicht*
• Calciumsteine	⇐	*Hyperparathyreodismus, Vitamin – D – Überdosierung*
• Phosphatsteine	⇐	*Hyperparathyreoidismus*

Merke:

Anatomische Abflußstörungen verursachen in der Regel ⇒ **einseitig** auftretende Steine

Systemische Erkrankungen, wie der **Hyperparathyreoidismus** machen ⇒ ⇒ **beidseitig** auftretende Steine.

Nieren-Ca

Das Nierenkarzinom des **Erwachsenen** heißt

Hypernephrom.

Das **kindliche** Nierenkarzinom heißt

Wilms-Tumor.

Eine
schmerzlose
intermittierende
(unregelmäßig auftretende)

Makrohämaturie

(große Mengen von Blut im Urin)
ist das
Leitsymptom
für das

Hypernephrom.

Jede Makrohämaturie ist abklärungsbedürftig!

WASSER-ELEKTROLYT- UND SÄURE/BASEN-HAUSHALT

Der **Wasserhaushalt**

Eine
Veränderung
des
Gesamtwassergehalts
innerhalb einer **Zelle**
führt zu einer
reduzierten Bildung
von
ATP.

Deshalb sind die
klinischen Symptome
einer

Dehydratation *(zu wenig Wasser)*	und einer	**Hyperhydratation** *(zu viel Wasser)*

⬇ ⬇

gleich.

Sie machen sich hauptsächlich am
Gehirn
bemerkbar durch:

- **allgemeinen Leistungsabfall,**
- **Schläfrigkeit** bis **Koma**,
- **Epilepsie** etc.

Beispiel:

Das
diabetische Koma:

Durch die
glucosegebundene Wasserausscheidung
kommt es
beim nicht erkannten Diabetes
zu einem
allgemeinen Wasserverlust.
(Dehydratation)

Die
Glucose,
die
im Blut gelöst
ist, sorgt für eine
Erhöhung des osmotischen Drucks
im
Gefäßsystem,
so daß man
bei diesem speziellen Beispiel
von einer
hypertonen Dehydratation
spricht. Daraus resultiert das

Koma.

Elektrolyte:

Das **Ion** (*geladenes Teilchen)* das

im **Extra**-zellulärraum *(außerhalb der Zelle)* und damit **im Blut**		im **Intra**-zellularraum *(innerhalb der Zelle)*
⇘	eine **hohe Konzentration** erreicht ist das	⇙
Natrium-Ion.	⇙ ⇘	**Kalium**-Ion.

Da man die

intrazelluläre Konzentration von Kalium

nicht messen kann,

ist der

Blut - Kalium - Wert

nur

beschränkt aussagekräftig.

Säure-Basen-Haushalt:

Die **Niere**	Die **Lunge**
kann **Säure- und Basen**äquivalente abgeben.	kann **Kohlendioxid** *(ein **Säure**äquivalent)* abgeben.

Niere und **Lunge**
ergänzen sich
im Hinblick auf die
Regulation
des
Säure-Basen-Haushalts.

Bei einer

Azidose

*(**Übersäuerung** des Körpers)*
gibt die Lunge durch eine
forcierte Atmung
(Hyperventilation)
viel
Kohlendioxid
ab.

= eine metabolische Acidose
(*Diabetes oder Nierenfunktionsstörung*)
kann pulmonal kompensiert sein.

Eine
klinische Azidose,
wie z. B. beim
keto-azidotischen Koma
beim
Diabetes Typ I
erkennt man also an einer
Hyperventilation
(tiefe, forcierte Atemzüge).

Diesen Atmungstyp nennt man auch
Kussmaulsche Atmung.

Eine verminderte Kohlendioxid-Abgabe über die Lunge (*Emphysem z. B.*) kann über die Niere zumindest teilweise kompensiert werden	=	vermehrte Ausscheidung von Säurevalenzen über den Urin.

Geschlechtsorgane Männlicher Genitaltrakt

Die Hoden produzieren in den **Tubuli seminiferi** ➠ Spermien

Aus jeweils

1 Stammzelle

entstehen **4 Spermien**.

Spermien

sind **bewegliche Zellen**
mit einer **Minimalausstattung** an
Zellorganellen

Sie haben eine **Kappe**,
mittels derer sie die
Eihülle
durchdringen können: ➠ das **Akrosom**.

Fertige Spermien werden gespeichert im ➠ Nebenhoden

Die **Leydigschen Zwischenzellen** im Hoden produzieren ➠ Testosteron.

Bei der **Ejakulation** vermischt sich das

Sekret des **Nebenhodens** *(Spermien)*	mit dem	Sekret der **Samenbläschen**	und dem	Sekret der **Prostata**.

Die **Prostata** ist **kastaniengroß**
und liegt **zwischen**
Blase und Beckenboden.

Sie besteht aus einem

- Lobus
  - dexter und → *testosteronabhängig – Karzinom!*
  - sinister
- und einem Isthmus → *Adenom!*

Krankheiten:

Das **Prostata-Karzinom** ist ein Karzinom des **älteren** Mannes und häufig rektal tastbar.

Das **Hoden-Ca** tritt bei **jüngeren** Männern auf.

Amtsarztfragen	
	Atmungsorgane
	Bewegungsapparat
	Checkbuch
	Differentialdiagnose Band I
	Differentialdiagnose Band 2
	Gesetzeskunde 2.0
	Bundle Gesetzeskunde (BSeuchG) & update & Gesetzeskunde 2.0
	Hämatologie
	Hals-Nase-Ohren
	Herz/Kreislauf Vorklinik
	Herz/Kreislauf Klinik
	Hormonsystem
	Immunologie
	Infektionskrankheiten
	Mikrobiologie/Hygiene
	Niere
	Nervensystem Vorklinik
	Nervensystem Klinik
	Notfallmedizin
	Psychiatrie
	Psychotherapie Band 1
	Psychotherapie Band 2
	Psychotherapie Band 3
	Stoffwechselerkrankungen
	Vademecum HP
	Vademecum Psychotherapie
	Verdauungsorgane Vorklinik
	Verdauungsorgane Klinik
Lehrbücher	
	Grundlagen d. psychoneuralen Therapie®
	Die Segmenttherapie
	Atlas der Reflexzonendiagnose
	Aktuelle Gesetzeskunde

Nebenstehend eine Auflistung der Titel von Frau Dr. Rommelfanger im ARDEA-Verlag.

In der Reihe der Amtsarztfragen wird anhand von authentischen Prüfungsfragen der Prüfungsmodus vermittelt, sowie durch die Kommentierung der Fragen durch Frau Dr. Rommelfanger das jeweilige Wissensgebiet erarbeitet.

Das Checkbuch ist für Sie die Messlatte, wie weit Sie mit Ihrem Wissensstand sind. Durch die willkürliche Auswahl aus dem gesamten Stoffgebiet, sowie der Auswertungsmöglichkeit, können Sie 4 Prüfungen simulieren, ohne 4 mal die Prüfungsgebühr zu bezahlen.

Bei den Lehrbüchern gibt es zum einen die aktuelle (*aktualisierte*) Gesetzeskunde als Paragraphenwerk mit Kommentar (*Rommelfanger*). Die Fragen zu den Gesetzen dürfen Sie sich hier selber stellen.

Das Zuckerle haben wir uns zum Schluß aufgehoben: Die

Schriften zur Neuraltherapie

Hier hat Frau Dr. Rommelfanger uns die wissenschaftlichen Hintergründe der Regelkreise von Erkrankungen zusammengefaßt, sowie die Behandlung durch Neuraltherapie über die Segmente. Eine bildhafte Erfassung und Darstellung zur Diagnose und Therapie finden Sie schließlich in ihrem

ATLAS DER REFLEXZONENDIAGNOSE.

Geschlechtsorgane Weiblicher Genitaltrakt

Die Eizellen des Eierstocks bleiben stehen in einer

Vorphase der Meiose

Gefahr der Kindes-Mißbildungen jenseits des ***35. Lebensjahres der Mutter*** *erhöht.*

Die Meiose wird erst beendet mit der Befruchtung

FSH

Unter FSH reifen im Eierstock in der ersten Phase des Zyklus ➡ **Follikel**

Die Follikelzellen produzieren ➡ **Östrogen**

Der sprungbereite tertiäre Follikel heißt auch ➡ **Graafscher Follikel**

LH

Unter LH erfolgt der ➡ **Eisprung**

Die im Eierstock verbleibenden Follikelzellen wandeln sich um in den ➡ **Gelbkörper**

und produzieren ➡ **Gestagen**

Die Körpertemperatur steigt hier an.

Östrogene
erzeugen am Endometrium des Uterus die
Proliferationsphase,

Gestagene
erzeugen die
Sekretionsphase

Die Blutung erfolgt am
28. Zyklustag
als **Hormonabbruchblutung**.

Krankheiten:

Bei der **Endometriose** findet man Inseln von **Endometrium** ➠ **außerhalb des Uterus**

Karzinome:		
Endometrium-Ca	**Cervix – Ca**	**Mamma-Ca**
Ein Karzinom der **älteren** Frau;	Ein Karzinom der **jüngeren** Frau;	
Kennzeichen:	**Kennzeichen:**	**Kennzeichen:**
Blutungen **nach der** Menopause	meistens Frauen, die geboren haben und die **häufig Infektionen** mit Herpes oder Genitalwarzen hatten.	kommt bei Frauen vor, die **keine** Kinder *(oder nicht gestillt)* hatten.

Myome sind ➠ **gutartige** Tumore ➠ des **Myometriums**

Kinderentwicklung:*

Eine Schwangerschaft dauert 40 Wochen.

Bei der Geburt beträgt die	**Körperlänge**	ca. 50 cm
	... das **Gewicht**	ca. 3500 gr

Das Körpergewicht
*

- **verdoppelt** sich bis zum **6. Monat**
- **verdreifacht** sich bis zum **1. Lebensjahr**

Ein gesundes Kind mit 1 Jahr
*

- ist ca. **74** cm groß,
- kann **stehen**,
- macht **einzelne Schritte** mit **Festhalten**
- und spricht **Einwortsätze**.

- **Zweiwortsätze** • treten im **2.Lebenjahr** auf,
- **Dreiwortsätze** • im **3. Lebensjahr**.

* Siehe Spicker: Kinderentwicklung
erhältlich beim ARDEA®-Verlag Tel: 0911-77 67 91 oder www.ardea.de

BEWEGUNGSAPPARAT

Knochen:

Knochen bestehen außen aus

Kompakta

und innen aus

Spongiosa

(schwammähnliche Anordnung der Knochenbälkchen).

In der

Kompakta

liegen die

Haverschen Systeme.

Bei den

langen Röhrenknochen

heißen die Enden

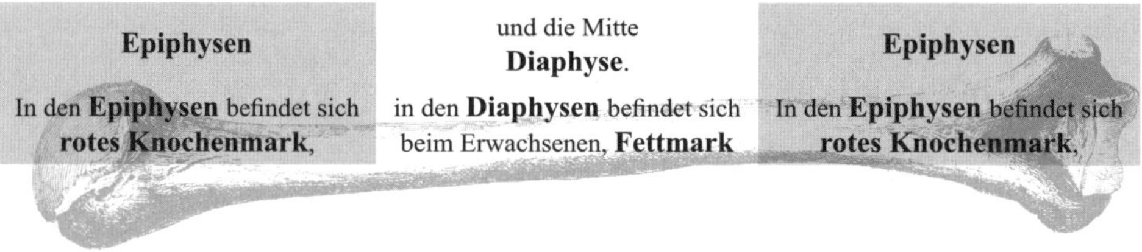

Epiphysen	und die Mitte **Diaphyse**.	Epiphysen
In den **Epiphysen** befindet sich **rotes Knochenmark**,	in den **Diaphysen** befindet sich beim Erwachsenen, **Fettmark**	In den **Epiphysen** befindet sich **rotes Knochenmark**,

Die Knochen**zellen** heißen

Osteozyten.

Sie unterteilen sich in

Osteoblasten (***knochen<u>auf</u>bauend***)

Osteoklasten (***knochen<u>ab</u>bauend***).

Knochen **entstehen entweder** aus einer

bindegewebigen Vorstufe oder **knorpeligen Vorstufe**.

bindegewebigen Vorstufe	**knorpeligen Vorstufe**
alle platten Knochen: Becken, Schulterblatt, Schädelknochen	*Röhrenknochen*

Beim **wachsenden** Knochen befindet sich in der
knorpeligen Epiphyse
der
knöcherne Epiphysenkern.

Die **knorpelige Zone** zwischen

Diaphyse und **Epiphysenkern**

ist die
Wachstumsfuge.

Die
Verknöcherung
der
Handwurzelknochen
kann zur
Bestimmung des biologischen Alters
herangezogen werden.

Gelenke:

Ein Gelenk besteht aus

den **artikulierenden Knochen,**

einer **Kapsel**,

und, eventuell,

Hilfsstrukturen:		Beispiel
• **Bänder**	➠	**Knie**gelenk
• **Disci**	➠	**Kiefer**gelenk
• **Menisci**	➠	**Knie**gelenk
• **Gelenklippen** *Labrum glenoidale*	➠	**Schulter-** und **Hüft**gelenk

Im **Gelenkspalt**
befindet sich
Gelenkschmiere (*Synovia*).
Die Synovia wird vom **inneren Blatt** der **Gelenkkapsel** gebildet.

Es gibt Gelenke mit:

Knochenführung,	**Band**führung	**Muskel**führung
z. B. das **Hüftgelenk**	z. B. das **Kniegelenk**	z. B. das **Schultergelenk**

Gelenkformen:

- **Kugel**-gelenke ➠ Schulter- und Hüftgelenk mit **3 Freiheitsgraden**
- **Sattel**-gelenk ➠ Das **Daumengrundgelenk**
- **Scharnier**-gelenke ➠ Die **Fingerzwischengelenke**
- **Rad**-gelenk ➠ zwischen Radius und Ulna erlaubt die **Pronation** und die **Supination** des Unterarms.

Die Wirbelsäule

besteht aus

24	**freien** Wirbeln	7	**Hals**	wirbel
		12	**Brust**	wirbel
		5	**Lenden**	wirbel

- dem **Kreuzbein** *(bestehend aus **5 zusammengewachsenen** Wirbeln)*
- und dem **Steißbein**.

Ein **Wirbel** besteht aus

Wirbel**körper** und Wirbel**bogen.**

Jeder Wirbel**bogen** hat **7 Fortsätze**:

1 Dornfortsatz,

2 Querfortsätze,

4 Gelenkfortsätze

(je 1 Paar nach oben und nach unten).

Obere Extremität:

Der knöcherne **Schultergürtel** besteht aus dem

Schlüsselbein (*Clavicula* und dem **Schulterblatt**. (*Scapula)*

Das **Schulterblatt** bildet zusammen mit dem **Oberarmknochen** das **Schultergelenk**.

Die **Handwurzelknochen** heißen:

1	**Kahnbein**	●	**Os scaphoideum**
1	**Mondbein**	●	**Os lunatum**
1	**Dreiecksbein**	●	**Os triquetrum**
1	**Erbsenbein**	●	**Os pisiforme**
1	großes **Vielecksbein**	●	**Os trapezium,**
1	... und kleines **Vielecksbein**	●	**Os trapezoideum**
1	**Kopfbein**	●	**Os capitatum**
1	**Hakenbein**	●	**Os hamatum**
8			

Die **Fußwurzelknochen** heißen:

1	**Fersenbein**	●	**Os calcaneum**
1	**Sprungbein**	●	**Talus**
1	**Kahnbein**	●	**Os naviculare**
		●	**Os cuneiforme mediale**
3	**drei Keilbeine**	●	**Os cuneiforme intermedium**
		●	**Os cuneiforme laterale**
1	**Würfelbein**	●	**Os cuboideum**
7			

Muskeln dienen der **Bewegung**.

Man unterscheidet:

glatte Muskulatur	**quergestreifte** Muskulatur	**Herz-**muskulatur
vegetativ innerviert	kann willentlich innerviert werden – ZNS-Innervation	vegetativ innerviert
Beim **glatten** Muskel liegen die **Filamente** in einem **weniger geordnetem** Zustand vor.	In der **Skelettmuskulatur** liegen die **Filamente** in einem **hochgeordneten Zustand** vor, er erscheint deshalb **quergestreift.**	Die **Herz**muskulatur enthält **hochgeordnete** Filamente. Sie ist ebenfalls **quergestreift**

Muskelfasern enthalten
- **Aktin**- und
- **Myosinfilamente**.

ATP ist der *„Weichmacher der Muskulatur“*.

Zur **Kontraktion** wird **Calcium** benötigt.

Hilfseinrichtungen der Muskulatur:

Sehnen
strahlen ein in das

Periost	und in den	**Knochen**

An
Stellen hoher Beanspruchung
können entstehen:

Sehnen-verknöcherungen ***(Sesambeine, Kniescheibe)***	**Sehnenscheiden**	**Schleimbeutel**

Eine **motorische Einheit** besteht aus einem	➠	**Nerv** *aus der grauen Substanz des Rückenmarks oder des Hirnstamms*
und den, durch ihn innervierten	➠	**Muskelfasern.**

Muskeln, die **sehr fein** zu steuern sind,
(Augenmuskeln)
enthalten viele ➠ ***motorische Einheiten.***
(Innervationseinheiten)

Der
Musculus glutaeus maximus
(Hüftstrecker)
ist der
größte Muskel
des menschlichen Körpers.

Der
Musculus stapedius
(im Mittelohr)
ist der **kleinste**
quergestreifte
Muskel des Körpers.

Der Knochenbruch:

Der **Gewaltbruch**	Eine **pathologische Fraktur**
betrifft den **gesunden** Knochen.	betrifft den **vorgeschädigten** Knochen ***(Osteoporose, z. B.)***

Sichere Frakturzeichen sind:	Unsichere Zeichen sind:
● **Formabweichung,**	○ **Schmerz,**
● **abnorme Beweglichkeit**	○ **Schwellung,**
● **Krepitation** *Reiben der frakturierten Knochenenden aneinander bei Bewegung*	○ **Hämatom,**
● **Sichtbarwerden** des frakturierten Knochens bei **offenen Frakturen**	○ **eingeschränkte Gebrauchsfähigkeit.**
	Komplikation: **Blutverlust**

Bei **Kindern** gibt es die sog

Grünholzfraktur:

die beiden **Bruchenden** werden durch einen ➠ **intakten Periostschlauch** **zusammengehalten.**

Frakturheilung:

Die primäre Heilung	Die **sekundäre** Heilung
erfolgt bei	läuft unter Bildung eines
● **absoluter Ruhigstellung,**	○ **Narbenkallus** ab ***(Gips).***
● **bester Durchblutung** und	
● **gutem Kontakt der Knochenenden** (***Osteosynthese***).	

Im Ergebnis sind beide Heilungsarten **gleichwertig**.

Krankheiten

Rachitis	Osteomalazie	Osteoporose
ist eine **Kinderkrankheit**, bei der die Knochen **mangelhaft verkalken**. Sie beruht auf einer **verminderten Aktivität** von **Vitamin D**	Stellt eine Entkalkung des Knochens dar. Mögliche Ursache: **Vitamin – D – Mangel, Hyperparathyreoidismus**	ist eine **allgemeine Verminderung der Knochensubstanz** ***nicht nur Entkalkung!*** Mit **vermehrter Osteoporose** ist bei Frauen im **Klimakterium** zu rechnen.
Kennzeichen:	**Kennzeichen:**	**Kennzeichen:**
rachitischer Rosenkranz Harrison-Furche Quadratschädel	rheumathoide Schmerzen	Witwenbuckel Wirbeleinbrüche

Die **Skoliose**	Der **M. Bechterew**	Den **M. Scheuermann**
ist eine **knöchern fixierte, seitlich verbogene Wirbelsäule** mit **rotatorischer Komponente**.	ist eine **Entzündung** der **kleinen Wirbelgelenke** mit anschließender **Verknöcherung**. Der Beginn der Erkrankung ist am **Iliosakralgelenk,** mit tiefsitzenden, morgendlichen **Kreuzschmerzen.** Die Erkrankung führt zu einer **Versteifung** der **Wirbelsäule.**	Bezeichnet man auch als **Adoleszenten-Kyphose;** klinische Erscheinungen treten **nach der Pubertät** auf.
Kennzeichen:	**Kennzeichen:**	**Kennzeichen:**
Rippenbuckel beim **Vorbeugen**.	**Bambusstabwirbelsäule**	**Schmorlsche Knötchen**

HNO

Das **Ohr** besteht aus

äußerem Ohr, | **Mittel**ohr | **Innen**ohr.

Zwischen
äußerem Ohr und **Mittel**ohr
liegt das
Trommelfell.

Im **Mittel**ohr

liegen die **Gehörknöchelchen**

- **Hammer**,
- **Amboß**
- **Steigbügel**.

Zur **Belüftung** des **Mittel**ohrs dient die **Eustachsche Röhre** *(Tuba auditiva)*.

Sie verbindet das **Mittelohr** und die ×**Nasenhöhle**.

Das **Innen**ohr

besteht aus dem **Labyrinth**:

- **Schnecke** (*Cochlea -Hörorgan*),
- ×**Vestibulum** (*Gleichgewichtsorgan*) und den
- **3 Bogengängen** (*Gleichgewichtsorgan*)

×(oberer Rachenraum) × od. Vorhof

Untersuchungen des Gehörorgans:

Webertest:

Man setzt eine **schwingende Stimmgabel** dem Patienten auf
➡ die **Mitte des Schädels** auf.

- bei Schall-**leitungsschwerhörigkeit** *(Mittelohr)* ➡ Lateralisation auf die **kranke** Seite,
- bei Schall-**empfindungsschwerhörigkeit** *(Innenohr)* ➡ Lateralisation auf die **gesunde** Seite.

Rinnetest:

Eine **schwingende Stimmgabel** wird aufs
➡ **Mastoid** aufgesetzt (Knochenleitung).

Wenn der Patient den Ton nicht mehr wahrnimmt, wird die Stimmgabel **vors Ohr** gehalten.

Beim Gesunden ist der Ton jetzt wieder **hörbar**. ➡ Bei Schall-**leitungsschwerhörigkeit** ist der Ton **nicht mehr hörbar**.

Krankheiten

- Der **M. Meniere** ➠ geht mit **einseitiger Schwerhörigkeit**,
  ➠ **Schwindel** und
  ➠ **einseitigem Ohrgeräusch** einher.
  ➠ Er tritt **anfallsweise** auf.

- Die **Altersschwerhörigkeit** ➠ ist ein **Hochtonverlust**.

- Ein **akustisches Trauma** macht sich mit einer ➠ **C5-Senke** bemerkbar.

Die Nase:

Die **Nasenhaupthöhle**

ist durch das
Nasenseptum
in
2 Teile unterteilt.

An den
lateralen Nasenwänden
befinden sich
jeweils 3 Knochen:

Die

obere	**obere**
mittlere	**mittlere**
und	
untere Nasenmuschel	**untere Nasenmuschel**

- **Über** der **oberen** Muschel

  mündet die **Keilbeinhöhle** *(Sinus sphenoidalis)*.

- **Unter** der **oberen** Muschel

  im oberen Nasengang münden

  ➠ die hinteren **Siebbeinzellen** *(Sinus ethmoidales)*.

- Unter der **mittleren** Muschel

  im mittleren Nasengang münden

  ➠ die **Kieferhöhle** ***(Sinus maxillaris)***

  ➠ die **Stirnhöhle** (***Sinus frontalis***), sowie die

  ➠ vorderen **Siebbeinzellen** (***Sinus ethmoidales***) im **Hiatus semilunaris**.

- Unter der **unteren** Muschel

  im unteren Nasengang mündet der

  ➠ **Tränennasengang.**

Die Nase und die Nasennebenhöhlen sind ausgekleidet mit

Flimmerepithel.

Mundhöhle/Pharynx:

Der **Erwachsene** hat ➠ **32** Zähne,

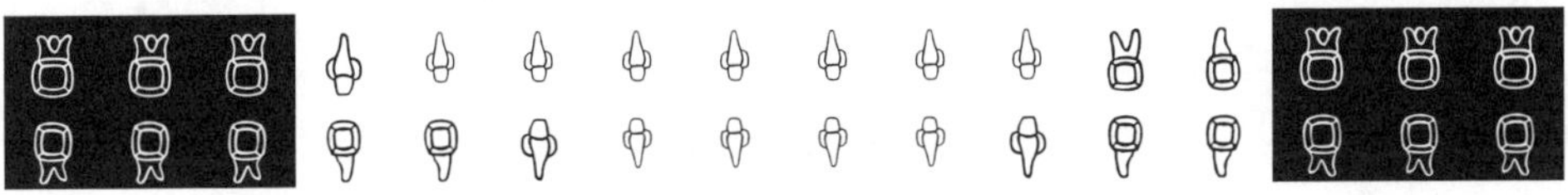

das **Milchgebiß** besteht aus ➠ **20** Zähnen.

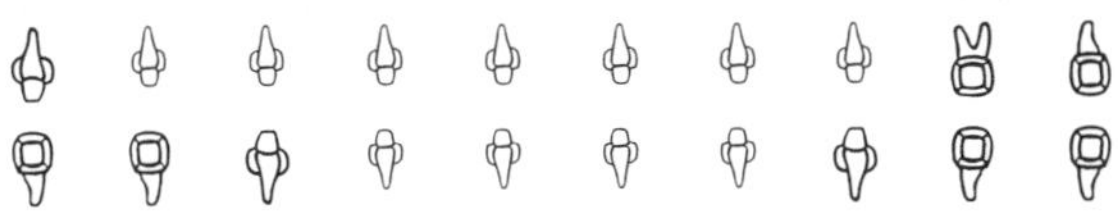

Im Mundbereich münden viele

- kleine **Speicheldrüsen,** sowie die
- **Ohrspeicheldrüse,** *(Gl. parotis),*
- die **Unterzungendrüse** *(Gl. sublingualis)* und die
- **Unterkieferdrüse** *(Gl. submandibularis).*

Das Verdauungssekret der Speicheldrüsen ist eine ➠ **Amylase** (*Ptyalin*)

Sie dient der ➠ **Kohlehydratverdauung**.

Der Mensch hat **4 Mandeln**:

2	**Gaumen**-mandeln,	➠
1	**Rachen**-mandel,	➠
1	**Zungengrund**-mandel.	➠

Alle zusammen bilden den **Waldeyerschen Rachenring.**

Die Zunge besitzt :

- **Pilz- papillen**
- **Faden- papillen**
- **Blatt- papillen**
- **Wall- papillen**

Sie dienen als

- **Geschmacks**- und
- **Tastorgane**, sowie als
- **Temperaturfühler**.

Die **Zunge** nimmt :

vorn den Geschmack **süß** wahr,

seitlich sauer | und **dazwischen salzig**. | **seitlich sauer**

hinten bitter

Alle anderen
“**Geschmacks** -wahrnehmungen“
sind in Wirklichkeit
Geruchs -wahrnehmungen
die über den **1. Hirnnerven** geleitet werden.

Der **Kehlkopf** besteht aus einem **Knorpelgerüst**:

- **Ring**-knorpel
- **Schild**-knorpel

➠ Zwischen dem **Schildknorpel** und den beiden **Ary- Knorpeln** ist das **Stimmband** ausgespannt.

- 2 **Ary**-Knorpel.

Die Kehlkopf**muskulatur** ist ➠ quergestreift

und wird vom ➠ **N. recurrens innerviert,** *(einem Ast des N. vagus)*

Eine **einseitige Lähmung des Stimmbands** kann u. a. bei ➠ **Schilddrüsen-Operationen** passieren

und äußert sich in ➠ **Heiserkeit**.

Die **Schleimhaut** enthält ➠ **viel lockeres Bindegewebe**,

so daß sich ein **Ödem** hier ➠ **gut ausbreiten kann.**

⚠ *(Erstickungsgefahr)*

Beispiel: ➠ der **M. Croup** bei **Diphtherie**

Krankheiten

Das, als **Glossitis** bezeichnete ➡ **Zungenbrennen** ist **Hinweis** auf

- eine **Anämie** oder
- einen **Vitaminmangel**.

Hierbei kann die Zunge ➡ **alle Papillen verlieren**,

so daß nur noch ein ➡ **Schleimhautüberzug** übrig bleibt

= **Lackzunge**

Das Auge:

Die **äußere Augenhaut** besteht aus

- **Cornea**, der **Hornhaut** *(durchsichtig)* und der
- **Sklera** *(weiß)*.

Über der **Sklera** liegt im **vorderen Bereich** des Auges die

➡ **Augenbindehaut** *(Konjunktiva)*.

Die **mittlere Augenhaut** besteht aus der

Aderhaut ,

Ziliarkörper *(dem Aufhängeapparat der Linse)*

Regenbogenhaut *(Iris)*.

Der **Ziliarkörper** und die **Iris** bestehen aus

- **glatter Muskulatur**, die von **vegetativen Fasern** versorgt werden, die mit dem **3. Hirnnerven** laufen.

Die **innere Augenhaut** ist die

Retina.

Sie besteht aus einem

Pigmentepithel	und	der Schicht der • **Photorezeptoren** • und **Nervenzellen** *(Retina i.e.S.)*.

Das **Pigmentepithel** und die eigentliche **Retina** sind
nicht zusammengewachsen.
Sie werden durch den
Druck des Glaskörpers
aufeinander gepreßt.

Ein
Teil der Sehinformation
wird bereits in der ➡ **Retina verarbeitet.**

Der Weg des Lichts:

- **Cornea,**
- ⇨ **vordere Augenkammer,**
- ⇨ **Linse**
- ⇨ **hintere Augenkammer mit Glaskörper**
- ⇨ **Retina**

Krankheiten

Eine **Linsentrübung** nennt man ●	**Katarakt** *(**grauer** Star).*
Eine **Entzündung der Iris** heißt ●	**Iritis** Sie kann dauerhaft den **Schlemm'schen Kanal** verlegen und somit zu einem **Glaukom** führen.
Eine **Druckerhöhung** im **Innern des Auges** ist ein ●	**Glaukom** *(**grüner** Star).*

Der **akute Glaukomanfall**:

- weite, entrundete und lichtstarre Pupille,
- steinharter Bulbus,
- gerötetes Auge und
- **erhebliche, allgemeine vegetativen Symptome**
  (bis zum akuten Abdomen).

Das **chronische Glaukom**

kann zur **Erblindung** führen.

Druckwerte konstant über 22 mm Hg sollten behandelt werden.

Ablauf einer **Netzhautablösung**:

- **Initial**
  - **Blitze** und
  - **Flimmerskotome**
- dann **„aufsteigender schwarzer Rauch"**
- dann eine **aufsteigende schwarze Mauer**

Ophtalmologischer Notfall!

NEUROLOGIE

Eine
Nervenzelle
heißt
Neuron.

Sie besteht aus einem	mehreren afferenten	und einem, mitunter recht langem efferenten **Fortsatz**, dem
Nervenzellkörper	**Dendriten**	**Axon** oder **Neurit.**
	Dendriten leiten die Informationen zur Zelle hin	*Axone oder Neuriten leiten die Informationen von der Zelle in die Peripherie*

Anatomische „Nerven“, wie z. B. der
Nervus vagus
enthalten eine **Vielzahl** von
- **Dendriten**,
- **Neuriten** und
- Bindegewebszellen.

Im **Dendriten** und **Neuriten** erfolgt die **Erregungsleitung elektrisch**, d. h. durch den **Einstrom** von **Natriumionen**.

Schnelleitende Nerven
besitzen eine
saltatorische Erregungsleitung
und deshalb eine
zusätzliche Umhüllung: die

- **Schwannsche Scheide**
  oder
- **Myelinscheide.**

Sie besteht aus einer
Reihe von Hüllzellen, den

- **Schwannschen Zellen.**

Die **Zellgrenzen** der
Schwann'schen Zellen
nennt man

- **Ranviersche Schnürringe.**

Synapsen

sind die **Kontaktstellen** von
- Nerv zu Nerv oder
- Nerv an **Erfolgsorgan**

Eine Synapse besteht aus:

präsynaptischer Membran *schüttet die Neurotransmitter aus*	**synaptischen Spalt**	**postsynaptischer Membran** *enthält die Rezeptoren*

Die
Erregungs**übertragung**
in den
Synapsen
erfolgt mittels eines
chemischen Botenstoffes (Transmitter).
Neurotransmitter können sein: Acetylcholin, Adrenalin, Dopamin.

Die **Synapse** zwischen einem **motorischen Nerv** und einer **quergestreiften Muskelfaser** heißt **motorischeEndplatte**.

Ihr chemischer **Überträgerstoff** ist
- **Acetylcholin**.

Im **Rückenmark** unterscheidet man

Die **weiße** Substanz

Enthält

nur Nervenzell-**fortsätze**.
(Neuriten, Axone)
mit ihren
Hüllzellen

Man unterscheidet

Hinterstränge

Afferenzen (epikritische Sensibilität)

Vorderseitenstränge.

Zu den Vorderseitenstrangbahnen gehört beispielsweise die Pyramidenbahn, die Extrapyramidalbahn und die Kleinhirnbahn.

Die **graue** Substanz

Enthält die

Nervenzell-**körper**;
sie hat einen
annähernd schmetterlingsförmigen Querschnitt

Sie besteht aus

Hinterhorn

sensible Afferenzen

Die Hinterwurzel enthält das Spinalganglion

Seitenhorn

vegetative Neurone

Vorderhorn

motorische Efferenzen

Die motorischen Vorderhornzellen heißen auch **alpha-Motoneurone** oder **2.motorisches Neuron.**

Im Gehirn unter-

Hirnstamm

Der

Hirnstamm

enthält

- **viele vegetative Zentren**

  Atemzentrum, Kreislaufzentrum

- das **Kleinhirn**

  Es dient der **Koordinierung** der **Stütz-** und **Haltemotorik.** *(Test: Finger-Nase-Versuch)*

  Das **Kommisurenfasersystem** des Kleinhirns heißt **Pons** (*Brücke*).

  Die **Kleinhirnbahn** kreuzt **nicht** auf die andere Seite.

- den **Nucleus ruber**, sowie die
- **Substantia nigra**

  (*Extrapyramidalbahn*)

Zwischenhirn

Das Zwischenhirn enthält

- das **limbische System**
- und einige **Basalganglien**, die zur **Extrapyramidalmotorik** gehören,

  sowie den **Thalamus**

  ➠ Der Thalamus filtert alle Impulse, die zur Großhirnrinde gehen (*und damit dem Bewußtsein zugänglich sind).*

- und den **Hypothalamus**

scheidet man

Großhirn

Zum
Großhirn

- gehören ebenfalls **Basalganglien**
  (Extrapyramidalmotorik)
- sowie die **Rinde**.
  Die Rinde unterteilt man in den
  - **Frontallappen**, der den Gyrus präcentralis enthält (*Ursprung der Pyramidenbahn, primäres motorisches Feld; 1. motorisches Neuron*) und der Motorik dient.
  - ⊙ Ein sekundäres motorisches Feld ist das **Broca-Sprachzentrum**.
  - Weiterhin gibt es den **Parietallappen**, der den Gyrus postcentralis (*primäres sensorisches Feld*) enthält,
  - den **Occipitallappen** für das Sehen
  - und den **Temporallappen** für das Hören.
  - ⊙ Ein sekundäres Hörfeld ist das **Wernicke-Zentrum**.

Das Großhirn dient im wesentlichen höheren **intellektuellen** Funktionen
(Sprachzentren, ***intendierte*** *Bewegungen etc.)*
Das Kommisurenfasersystem des Großhirns ist der **Balken**.

Außer dem **Kleinhirn** gibt es also **2 weitere Systeme,** die **motorische Impulse** leiten:

Pyramidenbahn

Willkürmotorik

Sie entspringt von der
Großhirnrinde
(dem Gyrus präcentralis).

verläuft dann durch die

- **Capsula interna**,
- über die **Hirnschenkel**,
- unter der **Pons** durch und

kreuzt auf Höhe der **Olive**. (Oliva = Teil der Medulla oblongata)

Die Pyramidenbahn läuft dann

- im **Vorderseitenstrang** des
- **Rückenmarks** abwärts.

linke Gehirnhälfte steuert i. d. Regel die **rechte Körperseite,**
und umgekehrt

extrapyramidale Motorik

unwillkürliche Bewegungen, Mimik, Gestik etc.

Sie entsteht in einem
Zusammenspiel
der **Basalganglien**.

Basalganglien sind z. B. der
(→ = Stammganglien)

- **Nucleus caudatus,**
- das **Putamen**
- **Globus pallidus.**

Der **Nucleus caudatus** und das **Putamen** heißen zusammen **Corpus striatum**.

Der **Globus pallidus** und das **Putamen** heißen zusammen **Linsenkern**.

Die Extrapyramidalbahn
kreuzt im **Mittelhirn**.

Beim **Ausfall** der
Pyramidenbahn

und der
Extrapyramidalmotorik

kommt es zu einer
spastischen Lähmung.
(=Überwiegen der Kleinhirnmotorik)

Eine Spastik ist gekennzeichnet durch Kloni.

Im Gehirn gibt es **4 Ventrikel**:

• **2 Seitenventrikel**	• der **3. Ventrikel**	• der **4. Ventrikel**
➠ im **Großhirn**	➠ im **Zwischenhirn**,	➠ im **Hirnstamm** ➠ unter dem **Kleinhirn**.

In den Ventrikeln wird **Liquor** produziert.
(Plexus chorioideus)

Reflexbogen

Ein **Reflexbogen** besteht aus

- **afferentem Neuron,**
- **Umschaltzellen im Rückenmark oder Gehirn,**
- **efferenten Vorderhornzellen.**

Reflexe:

Muskel**eigen**-reflexe	**Fremd**-reflexe	**Pyramidenbahnzeichen**
Sie werden dadurch **ausgelöst**, daß man *(mit dem Reflexhammer)* die **Sehne** des betreffenden Muskels **dehnt**.	Sie sind Reaktion auf **Berührungsreize** der **Haut**	Eine dritte Gruppe von Reflexen gibt **Auskunft** über die **Bahnen**, die vom **Großhirn peripherwärts** laufen.
Als Antwort reagiert der Muskel mit einer **Zuckung**.	Als Antwort bekommt man Muskel-**kontraktionen** in benachbarten Segmenten.	Diese Reflexe ➠ **Pyramidenbahnzeichen** sind **nur auslösbar**, ➠ wenn die **Verbindungen vom Großhirn** zur ➠ **Vorderhornzelle des Rückenmarks unterbrochen sind.**
➠ Muskeleigenreflexe sind **nicht ermüdbar**.	➠ Fremdreflexe sind **ermüdbar**.	
Beispiele • **Bizepssehnen**-reflex, • **Patellasehnen**-reflex, • **Achillessehnen**-reflex. • **Radiusperiost**-reflex • **Tricepssehnen**-reflex	Beispiel • **Bauchhaut**-reflex	Zum Beispiel • beim Schlaganfall • bei Rückenmarkschäden • bei Säuglingen. Ein Beispiel dafür ist der **Babinski-Reflex.**
Muskel**eigen**reflexe sind **abgeschwächt**, bzw. **fehlen**, bei Schädigung • **der motorischen Vorderhornzellen**, • der **Nerven** oder • der **Muskeln** *(z. B. Poliomyelitis, Ischias)* **= periphere Schädigung.** ➠ In diesem Fall können die dazugehörigen Muskeln **atrophieren**. ☞ Bei der **SPASTIK** sind Muskeleigen-reflexe **erhöht** *(Klonus)* ➠ Die dazugehörigen Muskeln **atrophieren nicht**.	Die **Bauchhautreflexe** sind bei **Multipler Sklerose** **einseitig abgeschwächt**.	

Die Sehbahn:

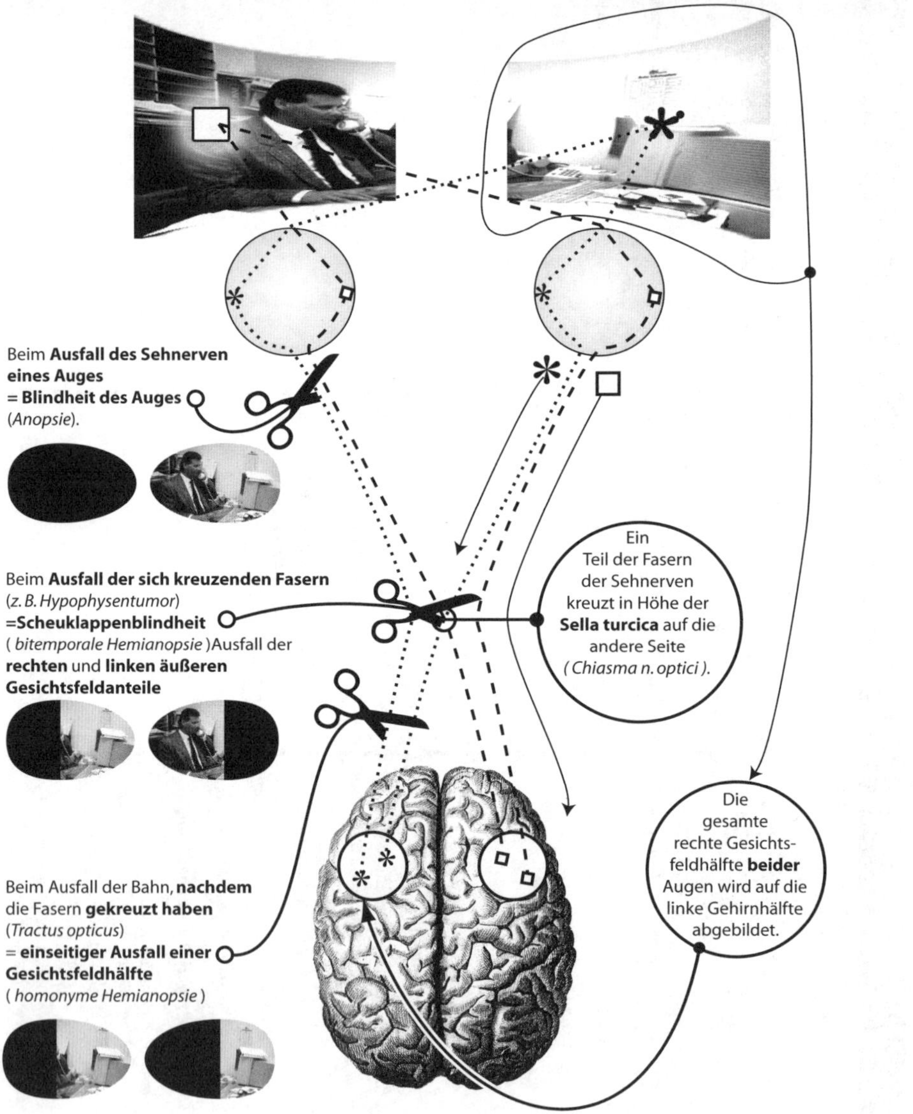
Beim **Ausfall des Sehnerven eines Auges**
= Blindheit des Auges
(*Anopsie*).
Beim **Ausfall der sich kreuzenden Fasern**
(*z. B. Hypophysentumor*)
=Scheuklappenblindheit
(*bitemporale Hemianopsie*)Ausfall der **rechten** und **linken äußeren Gesichtsfeldanteile**
Ein Teil der Fasern der Sehnerven kreuzt in Höhe der **Sella turcica** auf die andere Seite
(*Chiasma n. optici*).
Beim Ausfall der Bahn, **nachdem** die Fasern **gekreuzt haben**
(*Tractus opticus*)
= **einseitiger Ausfall einer Gesichtsfeldhälfte**
(*homonyme Hemianopsie*)
Die gesamte rechte Gesichtsfeldhälfte **beider** Augen wird auf die linke Gehirnhälfte abgebildet.

Die Hirnnerven

1. **Nervus olfaktorius**
   (Riechnerv),
2. **Nervus opticus**
   (Sehnerv),
3. **Nervus oculomotorius**
   (Augenbulbusbewegung, Lidhebung und Pupillenmotorik),
4. **Nervus trochlearis**
   (Augenbulbusbewegung),
5. **Nervus trigeminus**
   (Gesichtssensibilität und Kaumuskeln),
6. **Nervus abducens**
   (Augenbulbusbewegung),
7. **Nervus facialis**
   (Gesichtsmuskulatur),
8. **Nervus statoakusticus = Nervus vestibulocochlearis**
   (Gehör und Gleichgewicht),
9. **Nervus glossopharyngeus**
   (Schluckakt),
10. **Nervus vagus**
    (Parasympathische Impulse), Nervus recurrens
11. **Nervus accesorius**
    (M. trapezius und M. sternocleidomastoideus),
12. **Nervus hypoglossus**
    (Zungenbewegung).

Das vegetative Nervensystem

ist funktionell unterteilt in

Sympathicus	Parasympathicus.
Er ist **ergotrop** *(stellt Energie zur Verfügung)*	Er ist **trophotrop** *(füllt die Energievorräte auf)*
• **erhöht** den **Blutdruck,** • **erhöht** den **Blutzuckerspiegel**, • **erweitert** die **Bronchien**, • **erweitert** die **Pupille**,	• **regt** z. B. die **Darmtätigkeit an**, • **senkt** den **Skelettmuskeltonus**, • **verengt** die **Pupille**.

Lähmungen:

Periphere Lähmungen

sind **schlaffe** Lähmungen.

Sie gehen mit einer **Funktionsstörung**

- des **Vorderhornneurons**,
- **Nervens,** oder
- **Muskels** einher.

Die Muskeleigenreflexe sind **abgeschwächt** oder **fehlen.**

Zentrale Lähmungen

Sie gehen mit **pathologischen Reflexen**, wie z. B. dem **Babinski-Reflex** einher.

Im Fall einer **Spastik** sind die Muskeleigenreflexe **verstärkt**.

M. Parkinson
ist gekennzeichnet durch

- **Rigor** *(wächserner Widerstand bei passiven Bewegungen),*
- **Tremor** *(**grobschlägig** - Pillendrehertremor)*
- **Akinese** *(motorische Gebundenheit)* Bewegungen können nicht schnell begonnen oder gestoppt werden. Kleinschrittiger Gang

Es liegt eine ➡ **Degeneration**
der ➡ **Substantia nigra**
zugrunde.

M. Alzheimer

➡ beginnt ab dem **50. Lebensjahr**

➡ und führt zu einer **schweren Demenz**

Es handelt sich um eine ➡ **diffuse Atrophie**
der ➡ **Hirnrinde**.

Die **MS**
Encephalomyelitis disseminata

- **Retrobulbärneuritis** *(Sehen wie durch eine Milchglasscheibe)*
- **Einseitiger Ausfall** der **Bauchhautreflexe**
- **Asymetrische Paresen**

Ist gekennzeichnet durch ➡ **nicht symmetrische, neurologische Ausfallserscheinungen**.

Die MS kommt ➡ besonders in geographisch kälteren Regionen vor.

Epilepsie

Ist gekennzeichnet durch spikes and waves im EEG.

Kinder

haben **petit mal** – Anfälle

Erwachsene

grand mal oder **Herdanfälle**.

Der grand mal –Anfall

- kann mit einer **Aura** einhergehen,
- gefolgt vom **Initialschrei**,
- einem **Klonus der Muskulatur**,
- und dem **tonisch-klonischen Krampfstadium.**
- Anschließend **Terminalschlaf** *(koma-ähnlich)*.

- **Einnässen**
- **Zungenbiß** und
- **diverse Frakturen**

können vorkommen.

Komplikation:
Status epilepticus.

Hirntumore:

Gutartig:
❍ **Menigeom**
❍ **Akustikusneurinom**

Bösartig:
das **Gliobastom**
➠ Tritt um das **50. Lj** auf;
➠ **Einblutungen**
➠ **Herdsymptome**;
schlechte Prognose

Meningitis

Meningitis
ist gekennzeichnet durch

- **Kopfschmerzen,**
- **hohes Fieber,**
- **Lichtscheu,**
- **Nackensteife,**
- **Lasegue,**
- **Kernig,**
- **Brudzinsky**

Meningokokken: ➠ ***Behandlungsverbot** nach § 6;*
***meldepflichtig** bei VET!**

	* Siehe Poster:	Infektionskrankheiten
	* Siehe Spicker:	Gesetzeskunde
	erhältlich beim ARDEA®-Verlag Tel: 0911-77 67 91 oder www.ardea.de	

Die zerebrale Durchblutungsstörung

heißt

Insult oder Apoplex.

Man unterscheidet eine

Ischämie *(Minderdurchblutung)* Eine **Ischämie** **kündigt sich i. d. R. vorher an** durch **reversible zentrale Lähmungen.** ***TIA's***	und eine **Hirnblutung.**

Die

Prognose

einer

 **Ischämie** ist besser als die einer **Hirnblutung.** 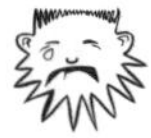

Risikofaktoren:

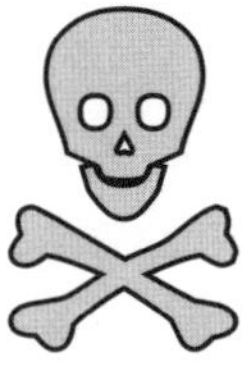

- **Arteriosklerose,**
- **Hypertonus,**
- **Diabetes,**
- **Rauchen**
- vor allem: Pille & Rauchen.

Bandscheibenvorfall

Die Symptome sind :

Rückenschmerzen, die ins Bein ausstrahlen.

Bei Nervenschäden ist der

- **Lasègue positiv**

und die **Schmerzen verstärken sich** beim

- **Husten,**
- **Niesen**
- **Pressen.**

Die **Muskeleigenreflexe** sind **abgeschwächt**;
Es kann eine Inkontinenz (*Beckenbodenmuskel*!) auftreten.

Solche Patienten zur Abklärung immer zum Arzt schicken!

Störungen peripherer Nerven

- Beim Ausfall des **N. radialis** resultiert die
  ➠ **Fall**hand,

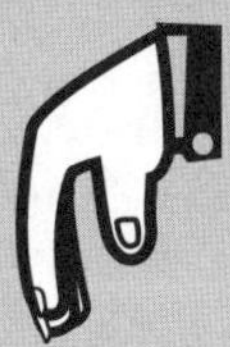

- Beim Ausfall des **N. medianus** resultiert die
  ➠ **Schwur**hand,

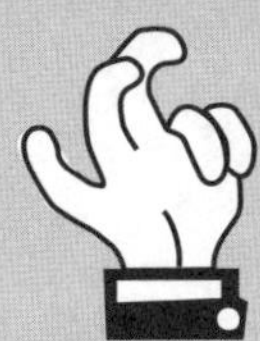

- Beim Ausfall des **N. ulnaris** resultiert die
  ➠ **Krallen**hand.

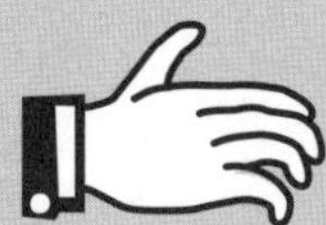

Psychiatrie

1. Neurosen:

Neurosen sind nicht hirnorganisch bedingt
und führen zu **keiner Desintegration der Persönlichkeit**.

Beispiele:

- **Zwangsneurose** ➠ *der Patient sieht die Unsinnigkeit seines Handelns ein*
- **Konversionsneurose** ➠ *keine pathologischen organisch-medizinischen Befunde zu erheben*
- **Hypochondrie**
- **Psychosomatische Störungen.**

Zu den psychosomatischen Erkrankungen gehören:

- **M. Crohn**,
- **Colitis ulcerosa**,
- **Asthma bronchiale**,
- **Herzneurose**,
- **Colon irritabile** und
- **Anorexia nervosa**.

Neurosen gehen im Laufe der Zeit in **Persönlichkeitsstörungen** über.

Suchtpatienten

Der Alkoholiker nach **Jellinek**

α	β	γ	δ	ζ
Alpha-Trinker	**Beta-Trinker**	**Gamma-Trinker**	**Delta-Trinker**	**Epsilon-Trinker**
Konflikttrinker	Gelegenheitstrinker		Spiegeltrinker	Quartalssäufer
		psychisch und physisch abhängig	physische Abhängigkeit	
		Kontrollverlust		Kontrollverlust
nicht süchtig	nicht süchtig	**süchtig**	**süchtig**	

Wahrnehmungsstörungen:

Illusionen	Halluzinationen
Verkennung	Wahrnehmung ohne realen Außenreiz.

Wahn:

Kann sowohl gehören zur

Neurose (*Paranoia*) als auch zur **Psychose**

Kennzeichen:
- **Realitätsgewißheit**
- **geringer affektiver Bezug**
- **nicht beweisbedürftig.**
- **Inhalt nicht verstehbar.**

2. Psychosen

endogene Psychosen

Cyclothymie

kann **manisch** oder **depressiv** oder **beides im Wechsel sein.**

Eine Cyclothymie verläuft in **Phasen** = nach einer Phase **Remission**.

Der **Maniker** ist überstimmt

- **überstimmt sein,,**
- **Rededrang,**
- **Ideenflucht,**
- **verringertes Schlafbedürfnis**

Eine **endogene Depression** *(Gefühl der Gefühllosigkeit)* ist gekennzeichnet durch das **Morgentief**.

Sie kann sich durch die **depressive Verstimmung** bemerkbar machen, aber auch durch **körperliche**, meist **unklare** und **vielfältige Beschwerden** *(**larvierte** Depression).*

Alle Depressiven sind prinzipiell selbstmordgefährdet.

- Gefühl der Gefühllosigkeit
- Morgentief
- depressive Störung
- körperliche Beschwerden

Therapie: **Antidepressiva**

Schizophrenie

Bleuler

Haupt-symptome:
- Störungen des **Denkens** (***Zerfahrenheit***),
- Störungen des **Affekts** (***Ambivalenzen***),
- Störungen des **Antriebs** (***Autismus***).

Neben-symptome:
- **Wahn,**
- **Halluzinationen** und
- **katatone Bewegungsstörungen.**

Kurt Schneider

Symptome 1. Ranges:
- Ich-Störungen
- Gedankeneingebung,
- Gedankenlautwerden
- Wahnwahrnehmung
- Stimmenhören i. Form v. Rede und Gegenrede
- Beeinflussungserlebnisse

Symptome 2. Ranges
- Wahneinfall
- Halluzinationen
- Gefühlsverarmung
- Verstimmung

Eine Schizophrenie verläuft in **Schüben** = **Defektheilung**.

Es gibt die
- **paranoid-halluzinatiorische** Schizophrenie,
- die **Hebephrenie** (*Jugendliche, schlechte Prognose*),
- die **katatone** Form (*kann mit Fieber einhergehen*)
- die **Schizophrenia simplex** (*Hauptsymptome nach Bleuler*).

Schizophrenien können in einen **Residualzustand** münden.

Therapie: **Neuroleptika**

exogene Psychosen

= **körperlich begründbare** Psychosen

Akut:

- Delir
- Durchgangssyndrom

Chronisch:

- **Demenz**

Beispiele:
- **M. Alzheimer**
- **Arteriosklerose**

Kennzeichen: **Orientierungsstörungen**

DERMATOLOGIE

Schuppenflechte (Psoriasis):

Psoriasisphänomene sind:

• **Kerzenfleckphänomen**	➡	*Hautschuppen lassen sich* ***wie Wachs abkratzen***
• Phänomen des **letzten Häutchens**	➡	*die* ***letzte Hautschicht*** *läßt sich* ***nach*** *dem* ***Abkratzen*** *der Schuppen* ***wie ein Häutchen abziehen***
• Syndrom des **blutigen Taus**	➡	*es entstehen* ***nach dem Abziehen des letzten Häutchens kleine Blutpunkte***
• **Köbner-Phänomen**	➡	*an Stellen* ***minimaler Hautverletzung****, z. B. beim Kratzen entstehen* ***neue Psoriasisherde***

Psoriasis kann **auch** mit
- ○ **Nagelveränderungen** und
- ○ **Gelenkbeteiligungen** (*Arthritis*) einhergehen.

Die Psoriasis tritt an den ➡ **Streckseiten** der Gelenke auf.

Neurodermitis:

Tritt nach dem ➡ **3. Lebensmonat** auf;

Ekzem in erster Linie an den ➡ **Beugeseiten** der Gelenke.

Neubildungen auf der Haut:

Naevus	**Fehlverteilung** von **normalem** Hautgewebe, z. B. **Naevuszell-Naevi** (*Pigmentmäler*).
Präkanzerosen	sind ○ **Keratosen** und ○ **Keratome**.
In-situ-Karzinom	**Lentigo maligna** ***(M. Dubreuilh)*** *(ein Karzinom **bislang ohne Metastasen)*** **Unregelmäßig pigmentierter Fleck** **meist** auf der **Wangenhaut**.

Malignome:

- Das **Basaliom**

  Ein **kleines, schmerzloses Ulkus**, meist am **medialen Augenwinkel**.

  Das Basaliom **metastasiert nicht** (*semimaligne*)

- Das **verhornende Plattenepithelkarzinom**

  wächst besonders auf **Haut-** und **Schleimhautarealen** mit **chronischer Reizung** *(z. B.* ***Pfeifenraucherkrebs****).*

Das maligne Melanom

ist einer der **bösartigsten** Tumoren.

	A	**symetrie**
irreguläre	**B**	**egrenzung**
	C	**olor** (*Farbveränderungen, unregelmäßige Pigmentierung*)
	D	**urchmesser über 6 mm**

weiterhin gehören dazu:

- **leicht verletzliche Oberfläche** (*blutet leicht*),
- **keine Haarfollikel** im Tumor,
- **entzündlicher Randsaum** (*Rötung*), und
- **Randsatelliten** (***Absiedlungen** in der **näheren Umgebung** um den Primärtumor*)

index

Symbole

A

B

C

F

G

H

M

O

P

S

T

U

V

Z

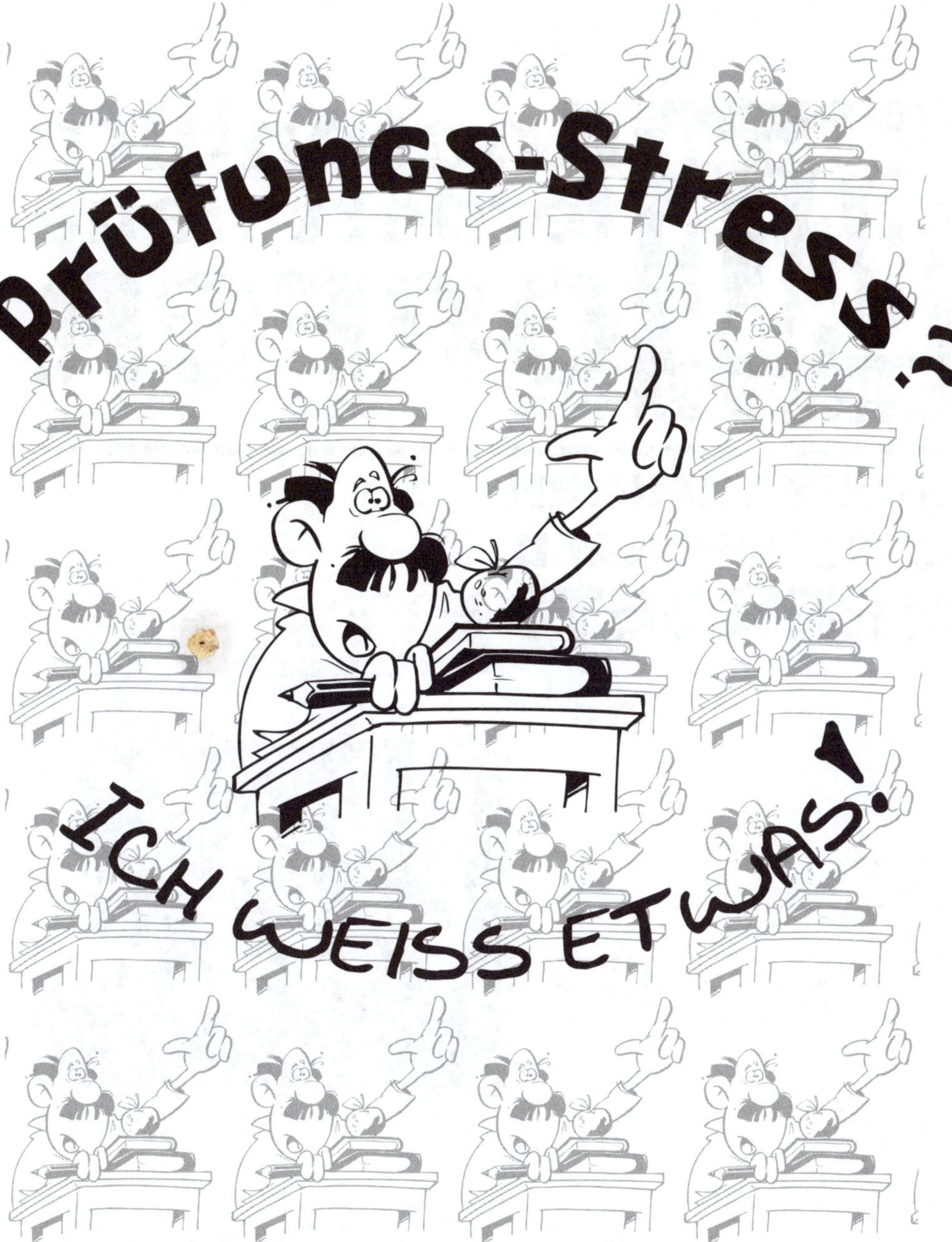
Prüfungs-Stress?
ICH WEISS ETWAS!

Geprüft

BALD

Unabhängig

Knotenhirn fordert neue OPFER

Nürnberg Laut einer neuen Statistik des Bundesanstalt für das Prüfungswesen erhöhte sich die Anzahl der mittlerweile als „Knotenhirn" bezeichneten Erkrankung anläßlich der diesjährigen Frühjahrsprüfung

weiter Seite 5

SCHWAMMHIRN EPEDIMIE BALD BEENDET?

Berlin Sieht die Katastrophe ihrem Ende entgegen? Wie zum Trotz der alljährlichen Prognose der Gesundheitsämter zum zu erwartenden Anstieg der Fälle von akutem Prüfungsfieber, mit den drastischen Ausfallquoten, scheinen Mitteilungen zu stehen, die sich auf Studien beziehen, deren Grundlage die Prüfungsergebnisse des ARDEA-Ausbildungszentrums sind.

Während sich im restlichen Bundesgebiet die Morbidität im Bereich von 80 bis 90 Prozent bewegt, scheint hier das Zahlenverhältnis umgedreht zu sein, spricht hier von gerade mal 10 bis 20 Prozent Erkrankung überhaupt.

Bei einem Beobachtungszeitraum von über 10 Jahren können die Ergebnisse wohl als gesichert gelten, demzufolge die Mehrzahl der Prüflinge dieser Schule ihren Prüfungsgang im ersten Anlauf erfolgreich bestehen.

Obwohl man von Seiten der Leitung durch Frau Dr. med. P. Rommelfanger die Anzahl der Krankheitsverdächtigen als durchaus bundesdurchschnittlich bezeichnet, scheinen sich hier die Krankheitsfolgen aber auf das allgemeine Frühstadium zu beschränken, ohne die bösartigen Spätschäden wie Diarrhoe und posttraumatische Depression mit Abbruchfolgen.

In erster Linie darf nach ansicht führender Prüfungsexperten das Unterrichtskonzept selbst und damit auch die Person der Dozentin, Frau Dr. med. P. Rommelfanger, vearntwortlich sein.

Laut eigener Aussage sieht Sie in erster Linie ein Unterrichtskonzept vor, in dem das Lernen Spaß macht. Gerade bei qualifizierter Ausbildung ist es extrem wichtig, die Fakten nicht nur trocken zu präsentieren, sondern die Studierenden durch adäquate Reize aus ihrer Lernmonotonie zu reißen, will man die berüchtigte Letargia studiosus vermeiden.

Daß dieses Konzept nicht nur in Fällen von Langzeitbehandlung funktioniert zeigt sich am Beispiel der Intensivvorbereitung in Gestalt eines als an Nürnberger Traditionen angelehnten Kurses, des sogenannten „Nürnberger Trichters", der gerade für Studierende außerhalb der Region entwickelt wurde.

Hier wird in nicht ganz zwei Wochen der Prüfungsrelevante Stoff in Theorie und Praxis durchgearbeitet.

Einzig von der Institutsleitung als „Telefonbuchlernen" formulierte Stoffgebiete, deren Inhalte auswendig zu lernen sind und deren Besonderheit ist, daß hier nicht nach einem Verständnis oder Sinn hinterfragt werden kann, sondern die spezifisch heruntergebetet werden müssen, wie die Gesetzeskunde oder speziell das Infektionsschutzgesetz, werden nicht explizit erarbeitet.

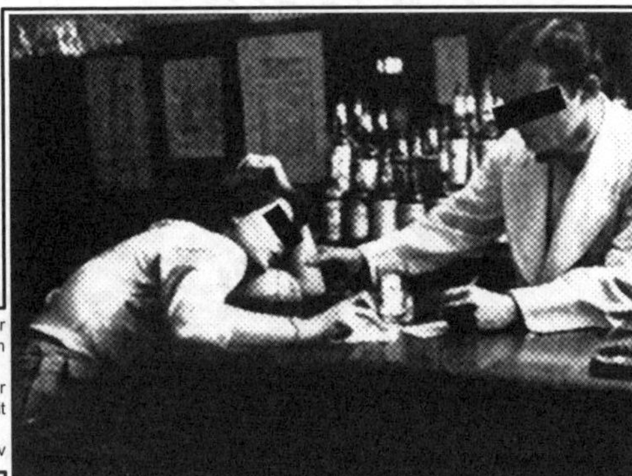

Gerade alt genug zur Prüfung und schon infiziert.
Gehören diese Bilder bald der Vergangenheit an?

Quelle Archiv

In einem Interview äußerte sich Frau Dr. Rommelfanger dazu: „Wir sehen unsere Arbeit in erster Linie darin, Verständnisfragen zu beantworten, Zusammenhänge transparent zu machen und ein logisches Lerngerüst zu konstruieren, das es den Studierenden ermöglicht auch außerhalb unseres Einflußbereichs - im Speziellen NACH der Ausbildung/Prüfung auftauchende Fragen zu beantworten. Da Gebiete der Gesetzgebung schon von ihrem Wesen her nicht hinterfragt werden sollen und logische Zusammenhänge für den Naturwissenschaftler nicht nachvollziehbar sind, überlassen wir den Studierenden, diesen Teil ihrer Prüfungsvorbereitung als Hausaufgaben".

So widmet sie sich auch konsequent nach eigener Aussage vermehrt der Praxis und dem Basiswissen. „Gesetze können erlassen und geändert werden, wie uns das Bundesseuchengesetz gezeigt hat. Was hier gelernt werden muß, fragt nicht nach Sinn oder Bestand. Das Wissen gilt jeweils nur für die fünf Minuten seiner Gültigkeit. Das Wissen, das wir uns bemühen zu vermitteln gilt solange, wie es den Menschen, seine Erkrankungen und die naturwissenschaftlichen Erklärungen gibt. Nur

Sie sehen selbst, wir lieben es leicht und locker und gerade beim Lernen wollen wir mit unseren schlechten Angewohnheiten nicht brechen. Das Leben ist ernst genug auch ohne unser Zutun und so tun wir unser möglichstes auch Ihnen das Leben - und in diesem speziellen Fall, auch den Gang zum Gesundheitsamt so leicht und angenehm wie möglich zu machen.

Nun ist es mit dem Humor so wie mit vielen Dingen, wenn die nötige Autorität - in unserem Fall das Wissen fehlt, dann wird der Humor flach, blöde und endet dann auch prompt in Albernheiten und Blödelei.

Damit unser Humor also auch den nötigen akademischen Rückhalt besitzt, haben wir als Dozentin Frau Dr. med. P. Rommelfanger, die Sie ja bereits aus unseren Amtsarztfragen für die Heilpraktikerprüfung kennen.

Die Gelegenheit sich von unserem Unterrichtskonzept verwöhnen zu lassen bieten wir Ihnen in unserem ...

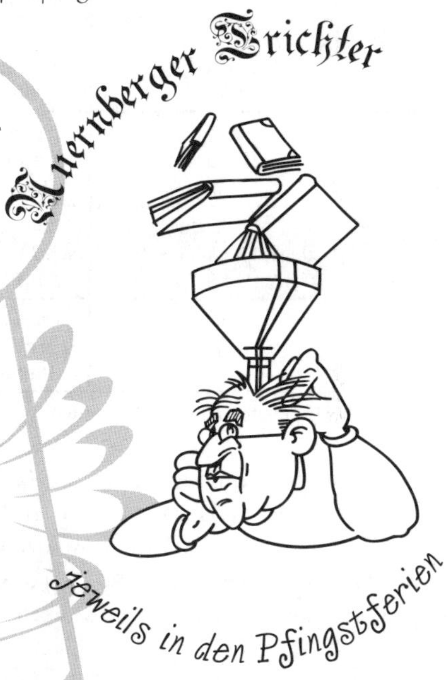

Jedes Jahr, pünktlich zu den Pfingstferien, bieten wir Ihnen Wissen, gute Laune und Antworten über Antworten.

Wenn Sie also schon Ihren Prüfungstermin kennen (Ihr Prüfungsziel kennen wir ja schon), dann nix wie ran an den Kalender/ Urlaubsplaner und die Arbeitskolleginnen und Kollegen becirct, damit Ihrem Jahreshöhepunkt Nummer eins (Nummer zwei ist dann die Prüfung) nichts und niemand mehr im Weg steht. Vielleicht haben Sie in unserem schönen Franken ja auch noch Freunde, bekannte oder Famielie, bei der Sie übernachten können. Wenn nicht, ist das auch kein Problem. Wir sind Ihnen gerne bei der Suche nach einem Quartier behilflich.

Fragen Sie doch am besten gleich unser Sekretariat: Tel. 0911-77 67 91

Und hier noch einmal die Eckpfeiler unserer Prüfungsvorbereitung für den angehenden Heilpraktiker:

Kurs	Wie oft	Wann	Praxis	Theorie	Übernachtung nötig	
Nürnberger Trichter	1x jährlich	Pfingstferien	○	●	☒	
Sonntagspaukkurs	1x jährlich 10 Sonntage	Ende November bis März	○			*
Injektionskurs	2x jährlich	kurz **vor** der schriftlichen Prüfung	○	●	☒	Praxiswochenende I *
Notfallkurs			○	●		
Untersuchungskurs	2x jährlich	kurz **vor** der schriftlichen Prüfung	○	●	☒	Praxiswochenende II *
Histologiekurs				●		
Differentialdiagnose	2x jährlich unterschiedliche Fälle	**nach** der schriftlichen Prüfung	○			
Motivationssonntag	2x jährlich	**vor** der schriftlichen Prüfung	○	●		

* Kann einzeln gebucht werden. Wegen Termin und Kosten bitte anrufen

Ach ja - wir wollen Sie ja nicht dumm sterben lassen - unser Motivationssonntag. Eine Spezialität des Hauses. Wir haben ja die Ausbildung Psychotherapie nicht vergeblich. Damit Sie mit der Prüfungssituation klar kommen, haben wir am Sonntag vor der schriftlichen Prüfung einen Tag um Sie auf die Prüfung vorzubereiten. Es geht dabei um die Mündliche gleichermaßen wie die Schriftliche.
Wir werden Sie konditionieren, stabilisieren und Sie auf den Unterschied vorbereiten, der zwischen Ihrem Wissen und dem Schein steht.

Sie sehen selbst - jede andere Vorbereitung ist eben nicht

ARDEA

ARDEA-AUSBILDUNGSZENTRUM